Anaesthesiology and Resuscitation
Anaesthesiologie und Wiederbelebung
Anesthésiologie et Réanimation

24

Editores

Prof. Dr. R. Frey, Mainz · Dr. F. Kern, St. Gallen
Prof. Dr. O. Mayrhofer, Wien

J. Wawersik

Ventilation und Atemmechanik bei Säuglingen und Kleinkindern unter Narkosebedingungen

Mit 84 Abbildungen

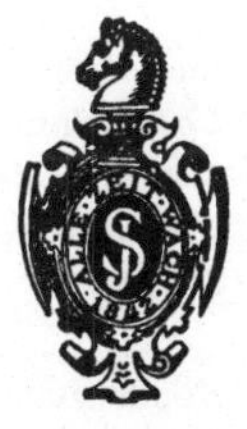

Springer-Verlag Berlin Heidelberg New York 1967

Priv.-Doz. Dr. med. Jürgen Wawersik
Abteilung für Anaesthesiologie
(Vorstand: Prof. Dr. O. H. Just)
an der Chirurgischen Univ.-Klinik
(Direktor: Prof. Dr. F. Linder)
Heidelberg

ISBN-13: 978-3-540-03720-0   e-ISBN-13: 978-3-642-48194-9
DOI: 10.1007/978-3-642-48194-9

Geleitwort

Die Etablierung der Anaesthesiologie als selbständiges klinisches Spezialfach war außerordentlich befruchtend für die operative Medizin. Es wurden dadurch nicht nur Routine-Operationen gefahrloser für den Patienten, sondern auch neue operative Möglichkeiten erschlossen. Besonders eindrucksvoll ist dieser Fortschritt bei Patienten in extremen Altersgruppen, also bei Greisen oder bei Säuglingen, Neugeborenen und Frühgeburten. Bei der letztgenannten Gruppe bestehen aber infolge der Kleinheit der anatomischen Verhältnisse bis heute bezüglich der Atmung keine klaren physiologischen Vorstellungen und hinsichtlich der Beatmung noch zahlreiche technische Probleme. So herrschen nach wie vor Meinungsverschiedenheiten über die Eignung verschiedener Spezialgeräte für Kindernarkosen bezüglich Totraum und Widerstand. Weiterhin gibt es in bestimmten Grenzen Unterschiede zwischen den verschiedenen Narkoseventilen und Endotrachealkathetern, was durch entsprechende Messungen vielfach nachgewiesen ist.

In der vorliegenden Monographie versucht der Verfasser, Priv.-Doz. Dr. WAWERSIK, über vergleichende Messungen hinaus Anhaltspunkte für die zumutbaren Grenzen von apparativen Totraum- und Widerstandsveränderungen zu finden. Um den apparativen Totraum mit der kindlichen Ventilationsreserve vergleichen zu können, mußte bekannt sein, wie sich die Spontanatmung unter den üblichen Narkosebedingungen verhält. Da hierüber keine systematischen Untersuchungen vorlagen, wurde bei einer größeren Anzahl von Kindern, vom Neugeborenen bis zum 6. Lebensjahr, im Toleranzstadium von Lachgas-Sauerstoff-Halothan-Narkosen Atemfrequenz, Atemhubvolumen, Atemminutenvolumen, sowie maximale inspiratorische und exspiratorische Atemstromstärke gemessen. Diese Ventilationsmessungen haben ergeben, daß ein wesentlicher Unterschied zwischen Säuglingen und Kleinkindern besteht und führen zu der praktischen Konsequenz, daß für Säuglinge nur halboffene Narkosesysteme verwendet werden sollen. Dabei wird nämlich der Totraum durch den überschüssigen Frischgaszufuhrstrom ständig durchspült und so eine alveolare Hypoventilation verhindert. Für Kinder jenseits des 3. Lebensjahres ist es dagegen auf Grund der vorliegenden Ergebnisse ohne weiteres möglich, bereits Kreissysteme zu verwenden, die primär nur für Erwachsene gedacht sind.

Im 2. Teil des Buches beschäftigt sich der Autor mit der Atemarbeit. Um eine Aussage über die Zumutbarkeit der apparativen Atemarbeit zu machen, mußte wiederum erst bekannt sein, in welchem Bereich die normale Arbeitsleistung der Atemmuskulatur bei ungestörter Spontanatmung liegt. Zu diesem Zwecke wurde bei einer großen Anzahl von Kindern mittels Oesophagusdruck und Pneumotachogramm die Atemarbeit unter Spontan-

atmung gemessen. Bei altersentsprechender Anwendung der Narkoseausrüstung liegen die apparativen Widerstände durchaus im zumutbaren Bereich. Es kommt also lediglich darauf an, für das jeweilige Alter adaequate
Ansatzstücke und Endotrachealkatheter zu verwenden, wie die weiteren
diesbezüglichen Untersuchungen ergeben haben.

Abschließend unternimmt der Verfasser den Versuch, die Atemarbeit
nur auf das Ventilationsvolumen und die gesamte Druckamplitude im
Oesophagus zu beziehen. Durch die Konstruktion von 2 Nomogrammen
wurde diese Methode vereinfacht, dadurch ist jetzt nur die Kenntnis der
Druckamplitude und des Atemminutenvolumens notwendig. Das bedeutet
aber für die Praxis, daß man sich auch ohne komplizierte Apparate über die
Widerstandsverhältnisse des Thoraxlungensystems informieren kann.

Dem Autor ist es gelungen, durch eingehende Beherrschung der Verfahren und mit großem Zeitaufwand und Fleiß wesentliche Erkenntnisse
für die praktische Anaesthesie bei Säuglingen und Kleinkindern zu gewinnen. Diese sind von entscheidender klinischer Bedeutung, und jeder praktisch tätige Anaesthesist, Pulmologe, Pädiater und Kinderchirurg sollte
sich deshalb mit diesen Untersuchungsergebnissen auseinandersetzen.

Heidelberg, Mai 1967   O. H. JUST

Vorwort

Spezielle Probleme der künstlichen Beatmung sowie der Intubationsnarkose haben in den letzten Jahren die Atemmechanik mehr und mehr auch in den Blickpunkt des Anaesthesisten gerückt. Große Aufmerksamkeit hat man in diesem Zusammenhang unter anderem der Atemarbeit zugewendet, die den Energieumsatz bei schwerkranken Patienten in hohem Maße belasten soll. Während für Erwachsene gewisse Befunde vorliegen, die diese Ansicht erhärten, scheinen bislang bei Säuglingen und Kleinkindern unter diesem Aspekt keine systematischen Untersuchungen durchgeführt worden zu sein. Darüberhinaus befinden sich andere, vorwiegend apparativ-technische Fragen der Kinderanaesthesie nach wie vor in Diskussion, deren endgültige Klärung nur von einer gleichzeitigen Messung des Gaswechsels, der äußeren Ventilation und der Atemmechanik erwartet werden kann. Die mit dieser Schrift vorgelegten Befunde sollen hierzu einen Beitrag liefern.

Die notwendigen Mittel zur Durchführung der Untersuchungen wurden dankenswerterweise von der Deutschen Forschungsgemeinschaft zur Verfügung gestellt. Besonderen Dank schulde ich meinen klinischen Lehrern, Herrn Prof. Dr. O. H. Just und Herrn Prof. Dr. F. Linder, ohne deren wohlwollende Förderung diese Arbeit nicht hätte entstehen können. In gleicher Weise fühle ich mich Herrn Prof. Dr. W. Ch. Hecker und seinen Mitarbeitern verpflichtet, die während der praktischen Messungen manche Verzögerung und Unbequemlichkeit im Ablauf des Operationsprogrammes bereitwillig und verständnisvoll auf sich genommen haben. Herrn Priv.-Doz. Dr. H. Immich verdanke ich wertvolle Hinweise für die statistische Bearbeitung der Befunde. Nicht zuletzt seien Frau R. Schumacher für ihre technische Assistenz, Fräulein A. Straub für ihre Unterstützung bei der Bibliographie sowie Frau J. Matthes und Herrn H. Kramer für die Mithilfe bei der Herstellung der Abbildungen auch an dieser Stelle noch einmal herzlichst bedankt.

Heidelberg, Mai 1967   J. WAWERSIK

Inhaltsverzeichnis

I. Theoretische Grundlagen

1. Einleitung

Das Ziel atemmechanischer Untersuchungen ist die Bestimmung von Dehnbarkeit und Reibungswiderständen des Thorax-Lungen-Systems sowie die Ermittlung von Atemarbeit und Energieumsatz der Atemmuskulatur. Solche Untersuchungen sind in größerem Rahmen erst möglich geworden, nachdem man entdeckt hatte, daß der Pleuradruck auf einfache Weise im Oesophagus gemessen werden kann (CRANE et al. 1956, BUYTENDIJK 1949, DORNHORST u. LEATHART 1952, FRY et al. 1952, MEAD et al. 1955a, PETIT u. MILIC-EMILI 1958, SCHILDER et al. 1959, CHERNIACK et al. 1955, KNOWLES et al. 1959).

Die auf die Oesophagusdruckmessung gegründete Untersuchungstechnik sowie die allgemeine Terminologie sind heute weitgehend standardisiert (WIRZ 1923, NEERGARD u. WIRZ 1927a, b, MEAD 1961, FENN 1951, ROSSIER et al. 1958, AVERY 1964, BATES u. CHRISTIE 1964, COMROE et al. 1964, HAMM 1960a, b, SCHERRER et al. 1957, KARLBERG et al. 1960, KRIEGER 1963) und die normalen Variationsbreiten für Meßwerte der mechanischen Eigenschaften des Thorax-Lungen-Systems sind sowohl bei Erwachsenen wie bei Kindern größenordnungsmäßig bekannt (BATES u. CHRISTIE 1964, AVERY 1964, BRISCOE u. DUBOIS 1958, BUTLER et al. 1957, BÜHLMANN u. BEHN 1957, MEAD u. WHITTENBERGER 1953, HELLIESEN et al. 1958, KARLBERG et al. 1954, 1955, KARLBERG u. KOCH 1962, KARLBERG et al. 1960, POLGAR 1961, DRORBAUGH et al. 1963, DAYMANN 1951, CHU et al. 1964, COOK et al. 1957, 1958, ATTINGER et al. 1956, ATTINGER u. SEGAL 1959, McILROY u. TOMLINSON 1954, SWYER et al. 1960).

Auch unter pathologischen Bedingungen wurden die Veränderungen von Dehnbarkeit und Reibungswiderständen untersucht (ATTINGER 1960, BONDURANT et al. 1960, 1957, ZEILHOFER 1960, CRAIG 1961, KARLBERG et al. 1954, JAMES 1959, DON u. ROBSON 1965, GOLD u. HELRICH 1965, SECHZER 1958, ULMER et al. 1966, CHRISTIE 1934, MARSHALL u. CHRISTIE 1954, MARSHALL u. DUBOIS 1956, ROSSIER u. BÜHLMANN 1959, NISELL et al. 1958, MEAD et al. 1955b, HAMM u. FABEL 1961).

Die Kenntnis atemmechanischer Funktionswerte bedeutet nicht nur eine Erweiterung der diagnostischen Möglichkeiten, sondern erlaubt in zahlreichen Fällen auch eine bessere Indikationsstellung und kritische Erfolgsbeurteilung therapeutischer Maßnahmen.

Trotzdem hat sich die routinemäßige Untersuchung der Atemmechanik bisher nicht in dem Maße durchgesetzt, wie das auf Grund der vielfältigen Berührungspunkte mit klinischen Problemen zu erwarten wäre.

Das mag unter anderem daran liegen, daß die Untersuchung an das Vorhandensein relativ teurer Meßinstrumente gebunden ist, deren Handhabung nicht einfach ist. Wesentliche Meßgrößen werden auf indirektem Wege gemessen – zum Beispiel die Atemstromstärke über einen Differenzdruck (Pneumotachographie) oder Volumenänderungen über Druckänderungen (Pletysmographie). – So lassen sich nur bei subtilster Kalibrierung und ständiger Überprüfung des Meßvorganges apparative Fehler vermeiden.

Es kommt hinzu, daß in schwierigen klinischen Situationen gerade dann, wenn atemmechanische Probleme auf der Hand liegen, die Durchführung entsprechender Untersuchungen zu umständlich erscheint oder mit Belastungen verbunden ist, die dem Patienten nicht zugemutet werden können. Das gilt zum Beispiel für Thoraxtraumen, postoperative respiratorische Störungen nach intrathorakalen Eingriffen oder Widerstandsveränderungen des Thorax-Lungen-Systems bei längerer künstlicher Beatmung oder unter Narkosebedingungen.

Andererseits ist gerade in diesen Fällen ohnehin ein großer technischer Aufwand notwendig, um vitale Funktionen zu überwachen oder aufrecht zu erhalten. In diesem Rahmen sollte deshalb die apparative Ausrüstung keine Rolle spielen. Aber die Durchführung der Untersuchung müßte methodisch einfach sein und die registrierten Größen sollten möglichst direkt zu informativen Meßergebnissen führen.

Aus diesen Gründen ist mehrfach der Versuch gemacht worden, die Technik atemmechanischer Untersuchungen durch Simplifizierung oder Automatisierung der Kurvenauswertung zu vereinfachen (COOK et al. 1957, MCILROY u. ELDRIDGE 1958, KRIEGER 1963, ARNOTT et al. 1954, DUBOIS u. ROSS 1951, ENGSTRÖM u. NORLANDER 1962, MEAD u. WHITTENBERGER 1953, KARLBERG et al. 1960, OSTEN 1963, NISELL u. EHRNER 1956). Eine dieser Lösungen stammt von MCILROY (COOK et al. 1957). Danach läßt sich die Atemarbeit aus dem Atemminutenvolumen und der Druckamplitude, die während eines Atemhubes auftritt, berechnen. Auf Grund empirischer Überlegungen soll die Beziehung gelten:

$$A/\text{min} = 0{,}6 \cdot \varDelta P \cdot \text{AMV} \,. \tag{1}$$

Dabei ist A/min = Atemarbeit pro Minute, AMV = Atemminutenvolumen, $\varDelta P$ = Druckdifferenz zwischen Maximum und Minimum der Oesophagusdruckkurve.

Obwohl die Benutzung dieser Formel zu Ergebnissen führt, die sehr gut mit den Resultaten der üblichen systematischen Auswertungsmethoden (Atemschleifen) übereinstimmen (McIlroy u. Eldridge 1958, Cook et al. 1957, Krieger 1963), bestehen doch mancherlei Vorbehalte.

Die mechanischen Kräfte während der Atmung hängen von sehr verschiedenen Faktoren ab. Atemstromstärke, Atemhubvolumen und Atemfrequenz einerseits, Reibungswiderstände und Dehnbarkeit andererseits stehen in wechselvoller Beziehung (Otis, Fenn u. Rahn 1950, Fenn 1951, Otis 1954). Es ist nicht ohne weiteres einzusehen, daß dieser verwickelte Zusammenhang auf so einfache Weise hinreichend genau beschrieben werden kann. Dazu ist die Begründung der zitierten Formel zu kursorisch. Die Ableitung stützt sich lediglich auf die Ähnlichkeit der Atemschleifen mit Ellipsen und der Proportionalitätsfaktor 0,6 ist aus dem empirischen Verhältnis zwischen der Arbeit gegen elastische Widerstände und gegen Reibungswiderstände geschätzt (Cook et al. 1957). Auch wenn es sich nur um ein Näherungsverfahren handelt, erscheint es doch wünschenswert, diese oder eine analoge Lösung mit mathematischen Mitteln besser zu beweisen.

Die Anregung, einen erneuten Versuch in dieser Richtung zu machen, ergab sich aus eigenen atemmechanischen Untersuchungen bei Säuglingen und Kleinkindern. Hohe Atemfrequenzen und sehr steile Amplituden der Oesophagusdruckkurven (Abb. 12 u. 15) führen in diesem Lebensalter zu besonderen registriertechnischen Schwierigkeiten. Unter Umständen kommt es zu Phasenverschiebungen der aufgezeichneten Kurven, die das übliche Verfahren, Atemschleifen zu konstruieren, problematisch machen.

Damit der Sachverhalt sowie die eigene Lösung zur Beseitigung der Schwierigkeiten verständlich wird, ist es angezeigt, das Prinzip atemmechanischer Untersuchungen zunächst an Hand einiger Modellvorstellungen zu erläutern.

2. Verdrängungsarbeit eines Kolbenhubes und deren Bestimmung aus Druck und Stromstärke im Fall nicht periodischer Volumenbewegung

Man denke sich einen Zylinder mit einem beweglichen Kolben (Abb. 1). Auf den Kolben wirke ein konstanter Druck P_i. Dadurch wird das Luftvolumen V des Zylinders mit konstanter Stromstärke $\dot{V}_i$ ausgetrieben. Die während dieses Vorganges geleistete Arbeit soll bestimmt werden.

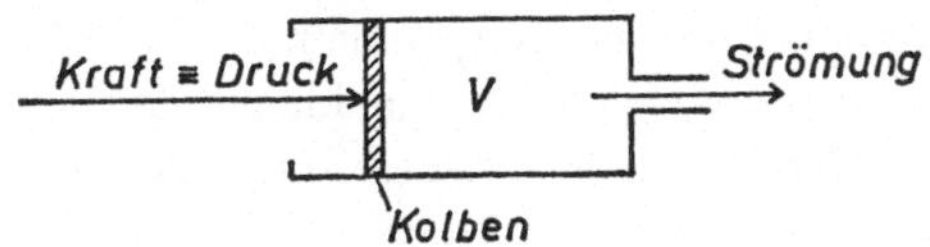

Abb. 1. Zur Erläuterung der Verdrängungsarbeit

1*

Zu diesem Zweck lassen sich Druck P_i und Stromstärke $\dot{V}_i$ mit geeigneten Meßinstrumenten als Funktion der Zeit t registrieren (Abb. 2). Weil Arbeit das Produkt aus Druck und Volumen ist, also

$$A = P \cdot V = \frac{\text{dyn}}{\text{cm}^2} \cdot \text{cm}^3 = \text{dyn} \cdot \text{cm}$$

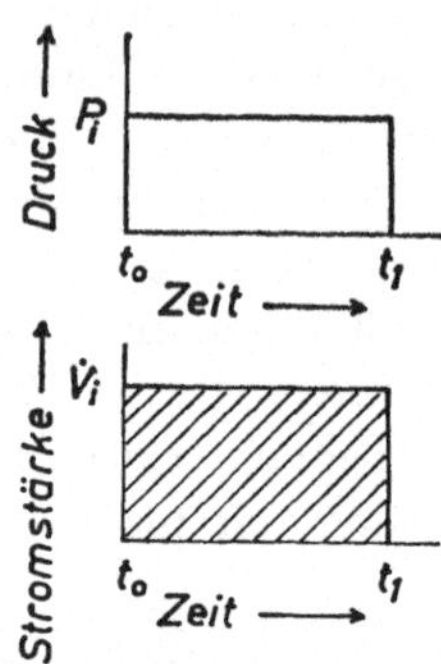

Abb. 2. Zur Bestimmung der Verdrängungsarbeit eines Kolbenhubes aus Druck P_i (t) und Stromstärke $V_i(t)$.

muß aus der aufgezeichneten Kurve für die Stromstärke (Abb. 2) zunächst das Volumen berechnet werden. Es ist

$$V - \dot{V} \cdot t = \frac{\text{cm}^3}{\text{sec}} \cdot \text{sec} = \text{cm}^3$$

bzw. in dem gegebenen Beispiel (Abb. 2)

$$V = \dot{V}_i \cdot (t_1 - t_0) = \dot{V}_i \cdot \Delta t.$$

Für die geleistete Arbeit ergibt sich dann (Abb. 2)

$$A = \dot{V}_i \cdot \Delta t \cdot P_i.$$

Nun tritt der Fall, daß sich das Luftvolumen des Zylinders mit konstanter Stromstärke bei konstantem Druck entleert, tatsächlich nicht ein. Der Vorgang spielt sich vielmehr so ab, daß der Druck allmählich bis zu einem Maximum ansteigt und gegen Ende der Austreibungsphase (Exspiration) ebenso allmählich wieder zurückgeht (Abb. 3). Analog dazu verläuft die Stromstärke des entweichenden Luftvolumens (Abb. 3). Soll jetzt die Arbeit berechnet werden, so geschieht das im Prinzip wie im ersten Beispiel, nur müssen die Kurven dazu in kleine Zeitintervalle Δt zerlegt werden. Dabei wird dann für jedes einzelne Intervall jeweils eine konstante Stromstärke und ein konstanter Druck unterstellt (Abb. 3). Der unvermeidliche Fehler ist um so geringer, je kleiner die Zeitintervalle sind.

Aus der entstehenden Treppenkurve von $\dot{V}$ (Abb. 3) werden zunächst die einzelnen Teilvolumina berechnet:

$$V_1 = \dot{V}_1 \cdot \Delta t, \quad V_2 = \dot{V}_2 \cdot \Delta t, \quad \ldots \quad V_n = \dot{V}_n \cdot \Delta t.$$

Sodann können durch Multiplikation der Teilvolumina $V_1 - V_n$ mit dem jeweils korrespondierenden Druck $P_1 - P_n$ (Abb. 3) die Teilarbeiten berechnet werden:

$$A_1 = V_1 \cdot P_1, \quad A_2 = V_2 \cdot P_2, \quad \ldots \quad A_n = V_n \cdot P_n.$$

Die Gesamtarbeit ergibt sich aus der Summe der Teilarbeiten

$$A = \sum_{i=1}^{n} P_i V_i.$$

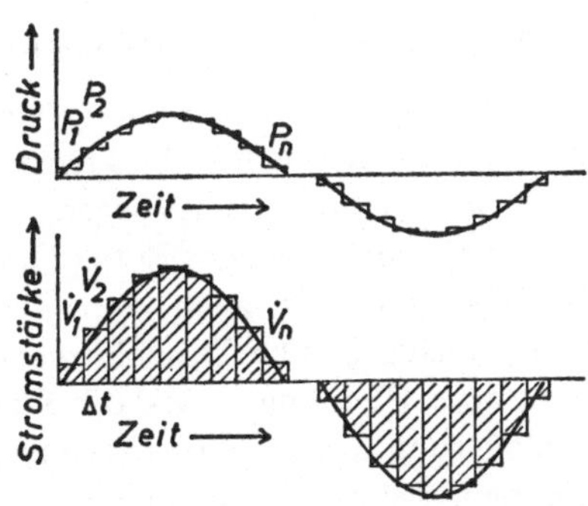

Abb. 3. Zur Erläuterung des Volumens als Zeitsumme der Stromstärke

Wenn das gleiche Luftvolumen wieder in den Zylinder einströmen soll (Inspiration), wiederholt sich das Ganze in entgegengesetzter Richtung.

Auch die geleistete Arbeit läßt sich graphisch darstellen, indem man die Teilarbeiten als Flächen F_i aneinander reiht (Abb. 4). Es seien

$$F_1 = A_1 = V_1 P_1, \quad F_2 = A_2 = V_2 P_2, \quad \ldots, \quad F_n = A_n = V_n P_n.$$

Diese Teilflächen $F_1 - F_n$ können in entsprechender Reihenfolge in ein Koordinatensystem gezeichnet werden (Abb. 4). Dabei sei V die Abszisse und P die Ordinate. Es entsteht wieder eine Treppenkurve. Vervollständigt man die Darstellung durch die entsprechenden Teilflächen für die entgegengesetzte Hubrichtung und glättet die Treppen durch eine Kurve, so resultiert eine Ellipse (Abb. 4). Die Fläche dieser Ellipse entspricht der Gesamtarbeit, die geleistet werden muß, um das Luftvolumen des Zylinders (Abb. 1) auszutreiben (Exspiration) und wieder anzusaugen (Inspiration).

Auch bei der Untersuchung atemmechanischer Kräfte am Menschen werden Druck und Stromstärke registriert. Zur Bestimmung der Atemarbeit kann man sich im Prinzip des gleichen Auswertungsverfahrens bedienen. Die manuell oder automatisch konstruierten Ellipsen werden allgemein als „Atemschleifen" bezeichnet.

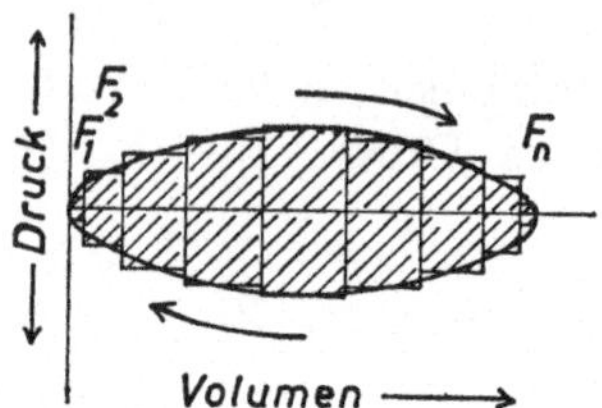

Abb. 4. Zur Erläuterung der Arbeit als Flächensumme

3. Die Bestimmung der Verdrängungsarbeit im Falle periodischer Volumenbewegung

Die tatsächlichen Verhältnisse bei der Atmung weichen von den bisherigen Erläuterungen in zwei wesentlichen Punkten ab. Erstens handelt es sich bei der Atmung um einen periodischen Vorgang mit fließenden Übergängen der beiden Hubrichtungen. Zweitens ist der Druckverlauf nicht nur von Reibungswiderständen, sondern auch von der Dehnbarkeit des Thorax-Lungen-Systems abhängig. Die Druckkurve wird also einerseits vom Verlauf der Stromstärke (Reibung = visköse Widerstände), andererseits von der Volumenänderung des Systems (Elastizität) bestimmt.

Das ist leicht einzusehen, wenn man sich in einem Zylinder mit beweglichem Kolben eine Feder denkt (Abb. 5). Dadurch wird die Kolbenbewegung in einer Richtung zusätzlich zu Reibungswiderständen gehemmt. Die Feder soll am Ende der Exspiration entspannt sein. Dann muß die am Kolben wirkende Kraft während des ansaugenden Kolbenhubes (Inspiration) in dem Maße vergrößert werden, wie die Federspannung der Kolbenbewegung entgegenwirkt.

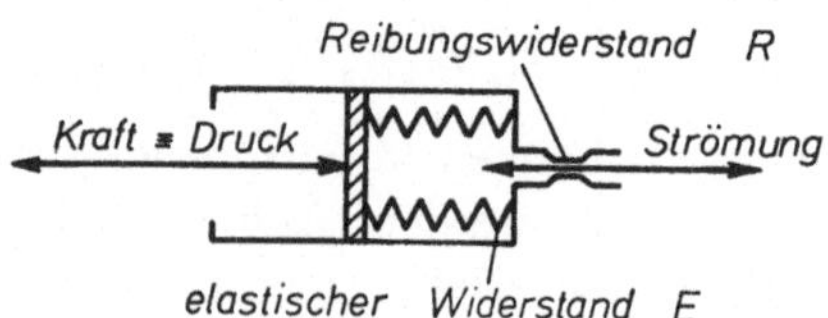

Abb. 5. Zur Erläuterung der Verdrängungsarbeit gegen Reibungswiderstände und Federkraft

Im folgenden wird an Stelle von Dehnbarkeit auch von elastischem Widerstand gesprochen. Das ist physikalisch nicht ganz exakt. Der Widerstandsbegriff gilt an sich nur für den Differentialquotienten $\dfrac{dP}{dV}$, bezeichnet also das Verhältnis von Druck und Stromstärke oder einen dieser Dimension entsprechenden Quotienten. Vom allgemeinen Sprachgebrauch her ist es jedoch ohne weiteres einleuchtend, daß die unterschiedliche Dehnbarkeit irgend eines Systems einer bestimmten Volumenänderung einen ebenso unterschiedlichen Widerstand entgegensetzt. In diesem Sinne erscheint es statthaft, in dem vorliegenden Zusammenhang nicht nur von Reibungswiderständen, sondern auch von elastischen Widerständen zu sprechen.

Es wird also bei der Atmung bzw. bei der durch eine Feder gehemmten Kolbenbewegung (Abb. 5) einerseits Arbeit gegen Reibungswiderstände geleistet. In der Lungenfunktion spricht man statt von Reibungswiderständen auch von viscösen Widerständen. Andererseits wird Arbeit gegen elastische Widerstände geleistet. Visköse und elastische Arbeit addieren sich zur Gesamtarbeit, deren Komponenten auf prinzipiell gleiche Weise aus Druck- und Strömungskurve ermittelt werden können.

Zunächst ist es jedoch zweckmäßig, beide Anteile für den Fall des dynamischen bzw. periodischen Vorgangs getrennt zu untersuchen.

a) Arbeit gegen Reibungswiderstände (visköse Widerstände)

Bei gleichmäßiger Kolbenbewegung, d. h. periodischem Wechsel von Inspiration und Exspiration, verläuft die Stromstärke des bewegten Luftvolumens sinusförmig (Abb. 6), entspricht also einer harmonischen Schwingung. Die Stromstärke ist dann zu einem beliebigen Zeitpunkt durch

$$\dot{V} = \dot{V}_0 \sin \omega t \tag{2}$$

gegeben. Bei Verwendung der üblichen Symbole sind

$$\omega = 2\,\pi\,F \qquad = \text{Winkelgeschwindigkeit}$$

$$T = \frac{1}{F} = \frac{60}{f} = \text{Schwingungsdauer bzw. Periodendauer}$$

$$F = \frac{f}{60} \qquad = \text{Frequenz pro sec}$$

$$f \qquad = \text{Frequenz pro min}$$

$$\dot{V} \qquad = \text{Stromstärke (ml/sec)}$$

$$\dot{V}_0 \qquad = \text{maximale Stromstärke}$$

Wegen der unmittelbaren Abhängigkeit zwischen Druck und Stromstärke entspricht auch der Druckverlauf einer Sinuskurve (Abb. 6) und es ist

$$P_R = P_{R_0} \sin \omega t \tag{3}$$

$P_R = $ Druck gegen Reibungswiderstände (visköse Widerstände)

$P_{R_0} = $ Maximale Druckamplitude gegen visköse Widerstände

Denkt man sich diese Kurven ebenfalls in kleine Zeitabschnitte Δt aufgeteilt, dann ist die Teilarbeit

$$dA = P_R\, dV. \tag{4}$$

Die Teilarbeiten dA ließen sich wieder aus Treppenkurven graphisch ermitteln. Für den Fall von Sinuskurven gibt es jedoch noch eine andere Möglichkeit zur Berechnung der Arbeit.

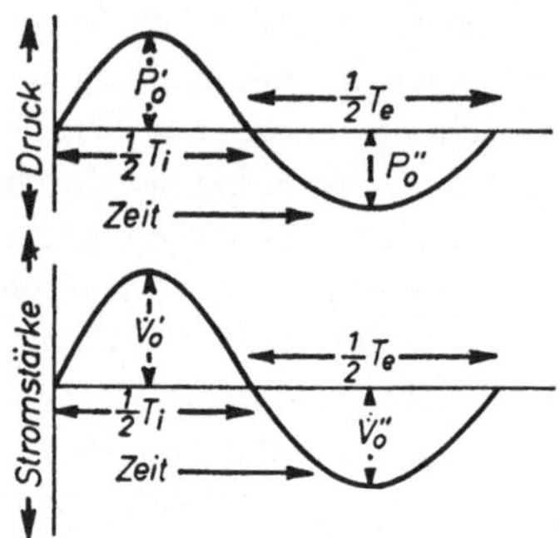

Abb. 6. Sinusförmiger Verlauf von Druck und Stromstärke

In Gl. (4) können P_R und dV substituiert werden. Ebenso wie die Geschwindigkeit der erste Differentialquotient des Weges nach der Zeit $\dfrac{ds}{dt}$ ist, so ist die Stromstärke der erste Differentialquotient des Volumens nach der Zeit. Das führt zu

$$\dot{V} = \frac{dV}{dt} = \dot{V}_0 \sin \omega t$$

$$dV = \dot{V}_0 \sin \omega t \, dt. \tag{5}$$

Durch entsprechende Substitution ergibt sich aus (3), (4) und (5)

$$dA = P_{R_0} \sin \omega t \cdot \dot{V}_0 \sin \omega t \, dt$$

$$= P_{R_0} \dot{V}_0 \sin^2 \omega t \, dt.$$

Die Integration innerhalb der gewünschten Grenzen $0 - T/2$ (Abb. 6) führt zur geleisteten inspiratorischen Arbeit. Die Registrierung soll derart erfolgen, daß während der Inspirationsphase Druck und Stromstärke positive Ausschläge, während der Exspirationsphase negative Ausschläge bewirken. Die Arbeit A_R, die bis zum Ende des Inspirationshubes $(0 - T/2)$ geleistet wird, ist dann

$$A_{R_{\text{insp.}}} = P_0 \dot{V}_0 \int_0^{\frac{T}{2}} \sin^2 \omega t \, dt$$

$$= P_0 \dot{V}_0 \frac{T}{2\pi} \int_0^{\pi} \sin^2 x \, dx$$

$$A_{R_{\text{insp.}}} = \frac{1}{4} P_0 \dot{V}_0 T. \tag{6}$$

Da die Zeit $0 - T/2 = T/2 - T$ ist, resultiert für die Arbeit der Exspirationsphase das gleiche Ergebnis. Wenn es sich nur um visköse Widerstände handelt, ist die Gesamtarbeit einer Periode daher

$$A_{R_{\text{insp.}}+\text{exsp.}} = \frac{1}{2}\,P_0\,\dot{V}_0\,T. \tag{7}$$

Diese Lösung gilt streng genommen nur für den Fall, daß ausschließlich Reibungswiderstände vorliegen. Auf die komplizierteren Kurven, die sich bei atemmechanischen Untersuchungen am Patienten ergeben, läßt sich aber ein ähnliches Auswertungsprinzip anwenden. Diesem später erläuterten Verfahren liegt Gl. (6) bzw. (7) zugrunde. Die Atemarbeit kann damit ohne Konstruktion von Atemschleifen mit hinreichender Genauigkeit interpoliert werden. Der dabei entstehende Fehler wird ausführlich zu diskutieren sein. Vorher ist es jedoch notwendig, das herkömmliche Verfahren zur Bestimmung der Arbeit gegen elastische Widerstände sowie die Konstruktion von Atemschleifen bei Superposition von viskösen und elastischen Widerständen zu erklären.

b) *Arbeit gegen elastische Widerstände*

Bisher sollte die Arbeit, die während eines Kolbenhubes geleistet wird, nur von Reibungswiderständen abhängen. Für die folgenden Überlegungen soll angenommen werden, daß während des Kolbenhubes nur elastische Widerstände auftreten.

Das ist nahezu realisiert, wenn der im inneren des Zylinders durch eine Feder gehemmte Kolben (Abb. 5) unendlich langsam bewegt wird. Dabei kommt es letztenendes auf die Bestimmung der Spannarbeit an. Je länger die Feder wird, um so größer muß die Kraft sein, die an der Feder bzw. dem Kolben zieht (Abb. 8). Zwischen Federlänge und Kraft bestehe eine lineare

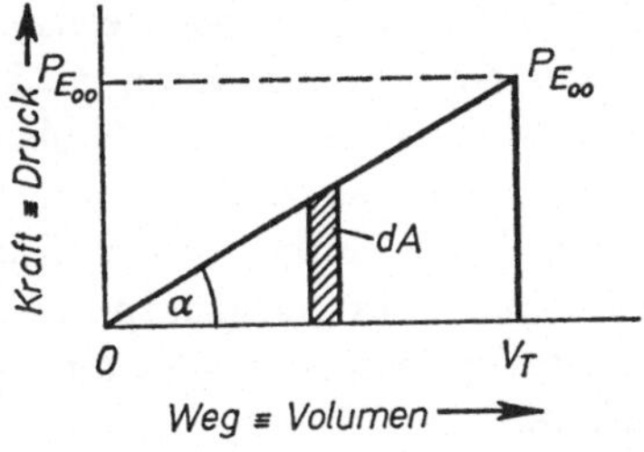

Abb. 7. Zur Bestimmung der Spannarbeit

Beziehung. Überträgt man die Verhältnisse auf einen Zylinder (Abb. 5), dann sind, abgesehen vom entgegengesetzten Vorzeichen, Kraft und Druck sowie Weg und Volumen identisch (Abb. 5, 7 u. 8). Am Ende des Kolbenhubes erreicht die Kraft nach linearem Anstieg ein Maximum $P_{E_{00}}$, dessen Höhe von der Dehnungslänge bzw. dem Hubvolumen V_T und der Dehnbarkeit bzw. Elastizität der Feder (Abb. 8) abhängt. $P_{E_{00}}$ ist also

$$P_{E_{00}} = \operatorname{tg} \alpha \, V_T. \tag{8}$$

Nach den früheren Erläuterungen ist ohne weiteres verständlich, daß sich die Arbeit gegen elastische Widerstände (Spannarbeit, Abb. 7) aus Teilarbeiten dA zusammensetzt, deren Summe die Dreiecksfläche $0 - V_T - P_{E_{00}}$ bildet. Die elastische Arbeit ist demnach

$$A_{E_{\text{insp.}}} = \frac{1}{2} P_{E_{00}} V_T. \tag{9}$$

Diese Arbeit muß von der Muskulatur geleistet werden, die das elastische Thorax-Lungen-System während der Inspiration dehnt. Der Vorgang entspricht letztenendes einem Zugarm, der eine Feder spannt (Abb. 8). Wird

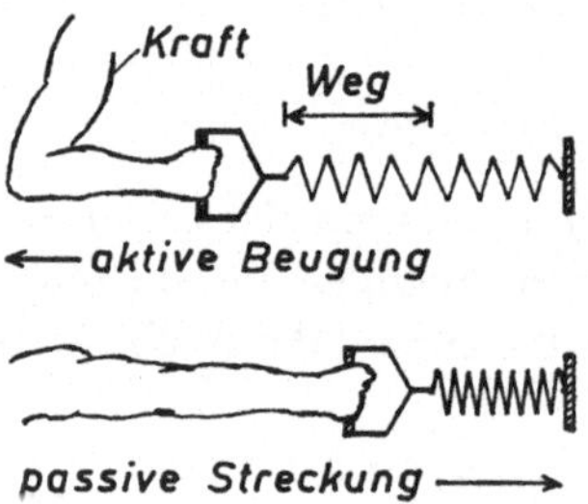

Abb. 8. Zur Erklärung der Arbeit bei der Spannung einer Feder durch Muskelzug

unterstellt, daß die Verformung vollständig umkehrbar ist, dann muß während des Exspirationshubes keine Arbeit geleistet werden. Die Federspannung bewirkt, daß der Kolben selbständig wieder in seine Ausgangsstellung gelangt. Dabei wird auch der Zugarm (Abb. 8) in seine Ausgangsposition zurückgebracht. Allerdings geht die während des Inspirationshubes zur Spannung der Feder aufgewendete Energie verloren, denn während der passiven Rückkehr zur Ausgangsposition wird keine Energie zurückgewonnen. Somit ist die elastische Gesamtarbeit für einen Inspirations- und Exspirationshub

$$A_{E_{\text{insp. + exsp.}}} = \frac{1}{2} P_{E_{00}} V_T. \tag{10}$$

Nun war der Druck P_E bisher eine Funktion des Volumens (Abb. 7). Bei der Registrierung des dynamischen Vorgangs erscheint der Druck dagegen als Funktion der Zeit (Abb. 6).

Es ist deshalb notwendig, zunächst die Beziehung zwischen Volumenänderung und Zeit abzuleiten. Aus

$$\mathrm{d}V = \dot{V}_0 \sin \omega t \, \mathrm{d}t \qquad (5) \text{ s. S. 8}$$

ergibt sich durch Integration

$$V(t) = \dot{V}_0 \int_0^t \sin \omega \tau \, \mathrm{d}\tau$$

$$= \dot{V}_0 \left(-\frac{1}{\omega} \cos \omega \tau \, \Big|_0^t \right)$$

$$V = \dot{V}_0 \frac{1}{\omega} \, (1 - \cos \omega t)$$

bzw.

$$V = \dot{V}_0 \frac{T}{2\pi} \, (1 - \cos \omega t). \qquad (11)$$

In Gl. (11) kann $\dot{V}_0$ durch V_T substituiert werden, denn es ist

$$\mathrm{d}V = \dot{V}_0 \sin \omega t \, \mathrm{d}t$$

$$V_T = \dot{V}_0 \int_0^{\frac{T}{2}} \sin \omega t \, \mathrm{d}t$$

$$= \dot{V}_0 \frac{T}{2\pi} \int_0^{\pi} \sin x \, \mathrm{d}x$$

$$V_T = \dot{V}_0 \frac{T}{\pi} \qquad (12)$$

bzw.

$$\dot{V}_0 = V_T \frac{\pi}{T} \qquad (13)$$

so daß

$$V = \frac{1}{2} V_T \, (1 - \cos \omega t).$$

Durch analoge Substitution von V bzw. V_T gemäß (8) ergibt sich für den
Druck P_E gegen elastische Widerstände als Funktion der Zeit (Abb. 9)

$$P_E = \frac{1}{2} P_{E00} (1 - \cos \omega t). \qquad (14)$$

Dem qualitativen Verlauf nach (Abb. 9) erreicht die Kurve bis zum Ende
eines (Inspirations)-Hubes $0 - T/2$ ein Maximum. Während des Exspirationshubes sinkt der Druck und erreicht am Ende der Periode ein
Minimum (Abb. 9). Der Unterschied zu dem Druckverlauf P_R gegen

Reibungswiderstände bedarf keiner weiteren Erläuterung. Es ist aber hervorzuheben, daß bei elastischen Widerständen $P_{E_{00}}$ als Symbol für die maximale Druckhöhe gilt und sich daher auf die doppelte Amplitude der betreffenden Kurve bezieht. $P_{E_{00}}$ ist also die Differenz zwischen Maximum und Minimum der Kurve (Abb. 9). Bei Reibungswiderständen bezeichnet P_{R_0} dagegen nur die einfache Amplitude, nämlich den Abstand zwischen Minimum bzw. Maximum von der Nullinie oder allgemein den Abstand zwischen Maximum bzw. Minimum und einer Linie durch die Wendepunkte der betreffenden Kurve (Abb. 9).

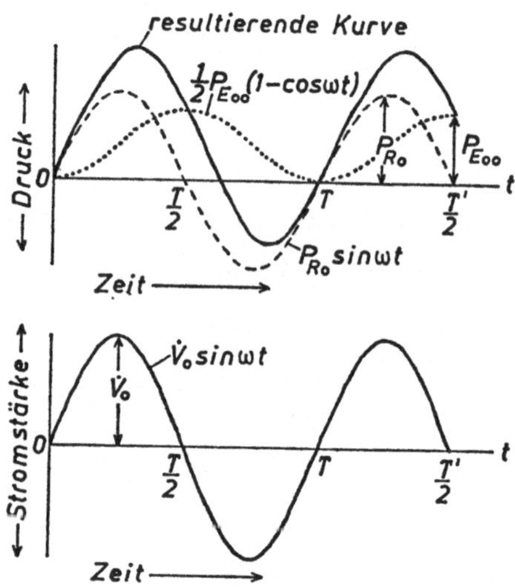

Abb. 9. Superposition von elastischen ($P_{E_{00}}$) und viskösen (P_{R_0}) Widerständen zu einer resultierenden Kurve

Bestehen nun gleichzeitig elastische und visköse Widerstände, dann ergibt sich der Druckverlauf aus der Überlagerung beider Kurven (Abb. 9). Jetzt ist es allerdings nicht mehr ohne weiteres möglich, das Verhältnis zwischen elastischen und viskösen Widerständen zu erkennen. Dazu ist eine besondere Analyse der resultierenden Kurve notwendig.

c) Arbeit bei Superposition von elastischen und viskösen Widerständen

Auch aus der resultierenden, dem Oesophagusdruck äquivalenten Kurve (Abb. 9) kann man die Arbeit, die während einer Periode geleistet wird, durch Summierung von Teilarbeiten bestimmen, indem Druck und Strömungskurve in Zeitintervalle unterteilt werden (Abb. 10). Dabei vereinfacht sich der Arbeitsgang, wenn statt der Summation von Teilflächen (Abb. 4) Punkte gezeichnet werden, deren Koordinaten die jeweils zeitgleichen Druck- und Volumenwerte sind (Abb. 10 u. 11).

Nach Unterteilung der Strömungs- und der Druckkurve in korrespondierende Zeitintervalle $t_0 - t_{12}$ (Abb. 10) wird die Strömungskurve stufenweise z. B. durch Planimetrie integriert und die einzelnen Teilvolumina inspiratorisch $(t_0 - t_6)$ nacheinander addiert, exspiratorisch $(t_6 - t_{12})$ nacheinander subtrahiert. Während des Inspirationshubes

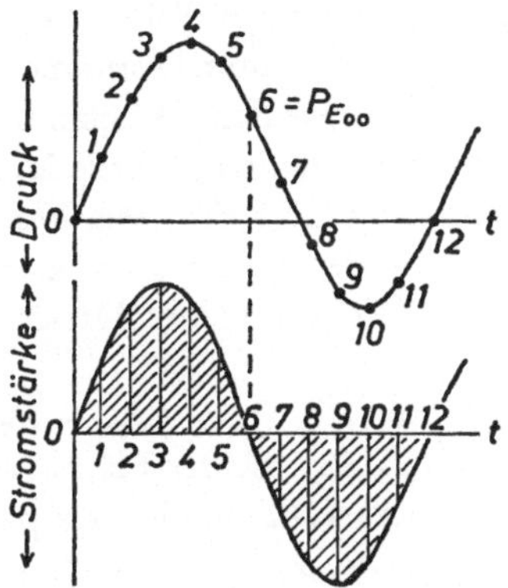

Abb. 10. Zur Bestimmung der Arbeit durch graphische Integration von Druck- und Strömungskurve bei Superposition von elastischen und viskösen Widerständen

$(t_0 - t_6)$ wächst das Volumen bis zu einem Maximum V_T bei $T/2 = t_6$ (Abb. 10 u. 11). Während des Exspirationshubes $(t_6 - t_{12})$ wird das Volumen wieder kleiner und erreicht bei $T = t_{12}$ den Ausgangswert. Die Teilsummen, die sich aus der sukzessiven Addition bzw. Subtraktion der Teilvolumina ergeben, bilden die Abszissenwerte des zu konstruierenden Diagramms (Abb. 11). Die jeweiligen Druckwerte, die dem augenblicklichen Volumen zur Zeit t_i entsprechen, bilden die Ordinatenwerte (Abb. 10 u. 11). Da es sich um einen periodischen Vorgang handelt, ist $P_0 = P_{12}$.

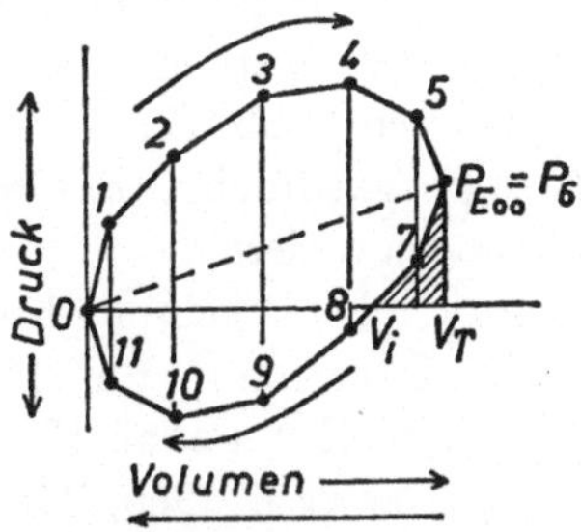

Abb. 11. Druck-Volumen-Diagramm zur graphischen Bestimmung der Arbeit bei Superposition elastischer und visköser Widerstände

Verbindet man die einzelnen Punkte des entstandenen Druck-Volumen-Diagramms miteinander, dann entsteht wieder eine Ellipse (Abb. 11). Die Achse dieser Ellipse fällt jetzt aber nicht mehr mit der Abszisse zusammen, wie das der Fall wäre, wenn es sich ausschließlich um Reibungswiderstände handelte (Abb. 4). Die Achsenneigung ist um so größer, je höher der elastische Widerstand bzw. je geringer die Dehnbarkeit ist. Unabhängig von der Achsenneigung repräsentiert die Ellipsenfläche jedoch wiederum die Arbeit gegen Reibungswiderstände.

Auch die Arbeit gegen elastische Widerstände läßt sich aus dem konstruierten Druck-Volumen Diagramm bestimmen. Es entspricht nämlich der Punkt $P_6 = P_{E00}$ auf der Ellipse dem Druck am Ende des Inspirationshubes. Zu diesem Zeitpunkt ist die Stromstärke Null und der Druck P_{E00} ist ausschließlich auf elastische Retraktionskräfte zurückzuführen. Die Punkte P_{0-12}, P_{E00} und V_T des Diagramms können miteinander verbunden werden. Die Fläche des entstandenen Dreiecks ist dann ein Maß für die elastische Arbeit (Abb. 11).

In einem bestimmten Bereich $P_0 - P_{E00} - P_7 - V_i$ überschneiden sich Dreieck und Ellipse (Abb. 11). Dieses Flächenstück repräsentiert den Anteil an Reibungsarbeit, der während des Exspirationshubes von der elastischen Retraktionskraft übernommen wird. Die Energie, die während der Inspiration zur Dehnung des elastischen Systems aufgewendet wurde, wird also während der Exspiration teilweise in Reibungsarbeit umgesetzt.

Ein Rest der während des Inspirationshubes geleisteten elastischen Arbeit geht allerdings verloren. Dieser Teil entspricht dem schraffierten Flächenstück $P_{E00} - V_T - V_i$ P_7 (Abb. 11). Die daraus berechnete Arbeit muß der aus der Ellipsenfläche ermittelten Reibungsarbeit zugerechnet werden, wenn die Gesamtarbeit bestimmt werden soll.

4. Die Bestimmung der Atemarbeit am Patienten mittels Oesophagusdruckmessung und Pneumotachographie

Das beschriebene graphische Auswertungsprinzip kann nun ohne weiteres auf Kurven übertragen werden, die bei atemmechanischen Messungen am Patienten auftreten (Abb. 12).

Dabei werden 1. der Oesophagusdruck, 2. das Pneumotachogramm und 3. der Munddruck fortlaufend registriert.

Der *Oesophagusdruck* entspricht bei Beachtung bestimmter Kriterien dem Pleuradruck (FRY et al. 1952, CHERNIACK et al. 1955, FERRIS et al. 1959, DALY u. BONDURANT 1963, MILIC-EMILI et al. 1964a, MEAD u. GAENSLER 1959, KNOWLES et al. 1959, ULMER et al. 1966). Die Druck-Kurve entsteht entsprechend den vorausgegangenen Erläuterungen in erster Linie aus der Superposition von elastischen und viskösen Widerständen. Zusätzliche

Überlagerungen durch Druckschwankungen infolge der Herzaktion bleiben unberücksichtigt (Abb. 12).

Der *Munddruck* ist von den Reibungswiderständen vorgeschalteter Meßeinrichtungen (Spirometer, Pneumotachograph usw.) abhängig.

Das *Pneumotachogramm* bietet die fortlaufende Registrierung der Atemstromstärke.

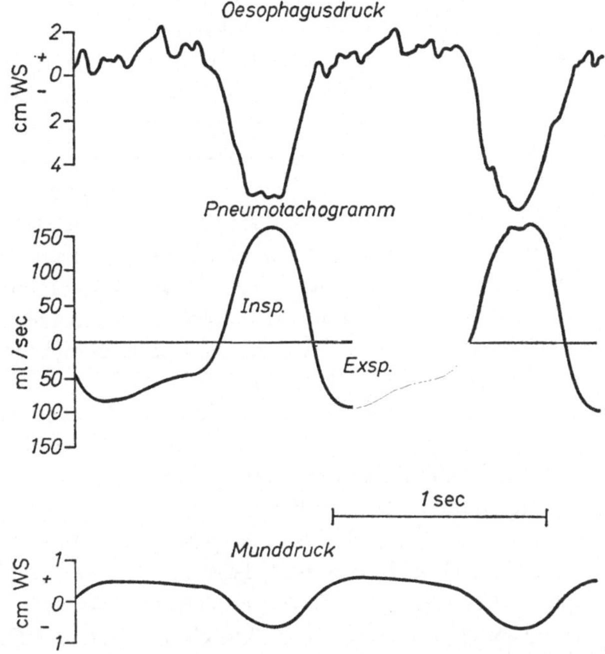

Abb. 12. Beispiel für die Registrierung von Oesophagusdruck (Widerstand und Dehnbarkeit des Thorax-Lungen-Systems + apparativer Widerstand), Pneumotachogramm (Atemstromstärke) und Munddruck (apparativer Widerstand). J. Sch., $1^1/_2$ J., 12,1 kg, Maskennarkose, Spontanatmung: $f = 53$/min, $V_T = 40$ ml (ATPS), AMV $= 2,1$ l/min (ATPS)

Bei der Auswertung ist zu beachten, daß sich aus der Oesophagusdruckkurve die Atemarbeit gegen Widerstände des Thorax-Lungen-Systems einschließlich der apparativen Widerstände ergibt. Aus dem Munddruck kann die apparative Arbeit berechnet werden, was vor allem für bestimmte anaesthesiologische Belange von Interesse ist. Zur Bestimmung der individuellen Atemarbeit gegen die Widerstände des Thorax-Lungen-Systems muß der Munddruck zunächst vom Oesophagusdruck subtrahiert werden. Diese Subtraktion kann automatisch erfolgen, wenn statt getrennter Registrierung von Munddruck und Oesophagusdruck ein Differenzdruckmanometer verwendet wird. Man muß dann aber sicher sein, daß beide Drucke mit der gleichen Phasenverschiebung registriert werden, eine Voraussetzung, die nicht immer gegeben ist.

Die Technik der Oesophagusdruckmessung sowie der Pneumotachographie ist vielfach beschrieben und hinsichtlich eventueller Fehlermöglichkeiten untersucht worden (MILIC-EMILI 1964a, FRY et al. 1952, KNOWLES et al. 1959, FERRIS et al. 1959, ULMER et al. 1966, WELLER u. REIF 1965, MEAD u. GAENSLER 1959). Danach darf unterstellt werden, daß die Druckamplituden im Oesophagus den Pleuradruckamplituden entsprechen. Bei Einhaltung gewisser Vorbedingungen ist es anscheinend sogar möglich, im Oesophagus den Absolutwert des Pleuradruckes zu messen (MILIC-EMILI et al. 1964b, WELLER u. REIF 1965). Das scheint nach den eigenen Erfahrungen jedoch problematisch. Im allgemeinen vermittelt die Messung mittels luftgefüllter Ballonsonden im Oesophagus nur relative Druckwerte (FRITTS et al. 1959, CHERNIACK et al. 1955). Ein ungünstiges Füllungsvolumen des Ballons, Temperaturschwankungen der Luft im Transmissionssystem, Tonusschwankungen der Oesophagusmuskulatur und Änderungen der Körperhaltung können beträchtliche Niveauänderungen verursachen. Positive Druckwerte (Abb. 12) sind deshalb nicht immer reell (MEAD u. WHITTENBERGER 1953, KRIEGER 1963).

Dieser Umstand wird jedoch bei dem üblichen Auswertungsprinzip vernachlässigt. Man benutzt für die Konstruktion von Druck-Volumen-Diagrammen (Atemschleifen) nur die relativen Druckwerte.

Es muß betont werden, daß die Berechnung der Atemarbeit nur aus relativen Druckdifferenzen an sich falsch ist (HAMM 1960b, COOPER 1961, COOK et al. 1957, OTIS 1954, FRITTS et al. 1959). Dieser Fehler wird später noch einmal genau dargelegt. Für den Augenblick sei jedoch das allgemein übliche Verfahren akzeptiert, wonach der Druck am Ende der Exspiration als Basisdruck P_0 festgesetzt wird. Die Druckschwankungen während einer Atemperiode können dann auf diesen Ausgangsdruck bezogen werden. Gegenüber den Darlegungen am Modell (s. Abb. 11) ergibt sich lediglich insofern eine Änderung, als die Konstruktion von Atemschleifen jetzt im 4. Quadranten des Koordinatensystems durchgeführt wird (Abb. 13).

Auf Grund der permanenten Retraktionskraft der Lunge ist der Druck im Pleuraraum negativ. Am Ende der Inspiration ist die elastische Spannung größer als zu Beginn der Inspiration. Deshalb muß auch der Druck im Pleuraraum bzw. im Oesophagus am Ende der Inspiration niedriger als zu Beginn der Inspiration sein. Die Achse der Atemschleife hat also eine negative Steigung (Abb. 13). Sinngemäß erfolgt die Registrierung derart, daß Oeosphagus und Munddruck inspiratorisch negativ, exspiratorisch positiv gerichtet sind. In der Kurve des Pneumotachogramms ergibt dagegen die inspiratorische Strömungsrichtung einen positiven, die exspiratorische Strömungsrichtung einen negativen Ausschlag.

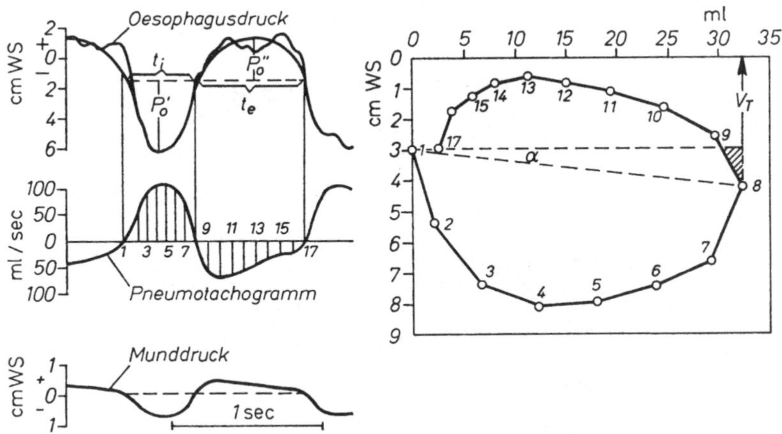

Abb. 13. Konstruktion einer Atemschleife zur Bestimmung der transpulmonalen + apparativen Atemarbeit aus Pneumotachogramm und synchron registriertem Oesophagusdruck. Nach stufenweiser Integration der Strömungskurve, z. B. planimetrisch, werden die inspiratorisch nacheinander summierten, exspiratorisch subtrahierten Volumenanteile Punkt für Punkt gegen die entsprechenden Druckwerte in ein Koordinatensystem gezeichnet. Die Fläche der entstandenen Atemschleife repräsentiert die Arbeit gegen Reibungswiderstände. Der Teil des angedeuteten Dreiecks, der außerhalb der Atemschleife liegt, entspricht der Arbeit gegen elastische Widerstände. Die Hypotenuse des Dreiecks bildet die Elastancelinie. Der Tangens des Winkels α ist ein Maß für die Dehnbarkeit (Elastance), der reziproke Wert wird Compliance genannt. Die Druckdifferenz, die sich aus dem Abstand eines Punktes auf der Schleife und der Elastance-Linie ergibt, beruht ausschließlich auf Reibungswiderständen. Das Verhältnis zwischen dieser Druckdifferenz und der zum gleichen Zeitpunkt herrschenden Stromstärke bezeichnet den Strömungswiderstand zu diesem Augenblick

M. W., 6 Mo., 6500 g, Maskennarkose, Spontanatmung $V_T = 33$ ml (ATPS), $f = 50/\text{min}$, AMV $= 1,65\,\text{l/min}$, $\dot{V}'_0 = 105\,\text{ml/sec}$, $\dot{V}''_0 = 76\,\text{ml/sec}$, Inspirationszeit $(t_i) = 0,48$ sec, Exspirationszeit $(t_e) = 0,71$ sec, $P'_0 = 4,5$ cm WS, $P''_0 = 2,8$ cm WS, Compliance $= 27$ ml/cm WS, visk. Arbeit $= 190$ pcm $= 5,7$ pcm/ml $= 0,095$ mkp/min $= 0,058$ mkp/l, apparative Arbeit $= 28$ pcm $= 0,85$ pcm/ml $(15^0/_0)$

Die Konstruktion von Atemschleifen ist allerdings unabdingbar an die Voraussetzung gebunden, daß die registrierten Kurven phasenkorrekt oder mit der gleichen Phasenverschiebung aufgezeichnet werden.

Jede Meßanordnung besitzt einen bestimmten, nur in engen Grenzen modifizierbaren Dämpfungsgrad. Deshalb werden die registrierten Meßgrößen in jedem Fall um eine kleine Zeitdifferenz später angezeigt, als das dem tatsächlichen Ablauf entspricht. Diese Phasendifferenzen liegen in der Größenordnung von 0,01 sec und haben bei flachen Amplituden, niedrigen Frequenzen sowie langsamem Papiervorschub keine Bedeutung. Eine angenommene Phasendifferenz von 0,06 sec verändert das Auswertungsergebnis einer Erwachsenenkurve praktisch überhaupt nicht (Abb. 14).

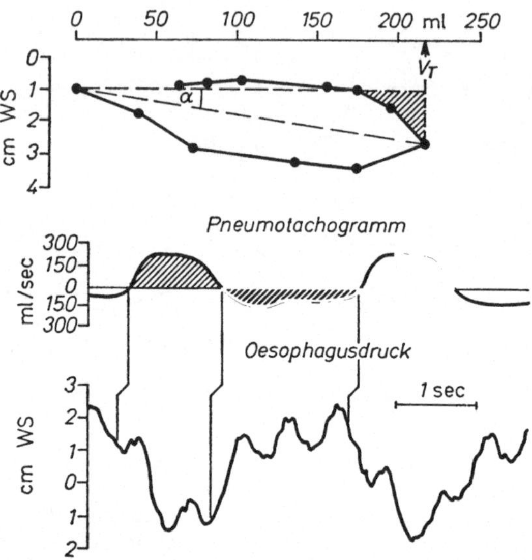

Abb. 14. Beispiel für Originalkurve und Atemschleife einer 44jährigen Frau – Intubationsnarkose, Spontanatmung – eventuelle Phasenverschiebungen haben keinen meßbaren Einfluß bei der Schleifenkonstruktion.

$V_T = 220$ ml (ATPS), AMV $= 4,6$ l/min (ATPS), $f = 21$/min, Compliance $= 134$ ml/cmWS, transpulmonale $+$ apparative Atemarbeit $= 0,085$ mkp/min

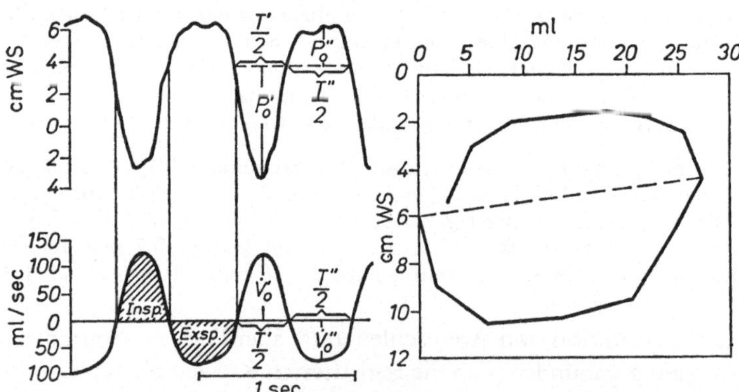

Abb. 15. Oesophagusdruckkurve und Pneumotachogramm bei einem 6 Mo. alten Säugling. Zwischen beiden Kurven besteht eine Phasendifferenz, so daß die übliche Konstruktion der Atemschleife (s. Abb. 13) zu keinem sinnvollen Ergebnis führt. M. W., 6 Mo., 6500 g, Maskennarkose, Tachypnoe bei Op. beginn: $V_T = 27$ ml (ATPS), $f = 81$/min, AMV $= 2,17$ l/min visköse $+$ apparative Atemarbeit $= 174$ pcm $= 6,3$ pcm/ml $= 0,14$ mkp/min $= 0,065$ mkp/l.

Zur Bestimmung der objektivierbaren Atemarbeit (s. Kap. I, 5) wurde die Oesophagusdruckkurve durch eine Bezugslinie durch die Wendepunkte in zwei Halbschwingungen mit der Schwingungsdauer T' bzw. T'' entsprechend dem inspiratorischen bzw. exspiratorischen Pneumotachogramm unterteilt (s. auch Abb. 13)

Bei steilen Druckamplituden und hohen Atemfrequenzen, wie sie zum
Beispiel bei Säuglingen und Kleinkindern auftreten, spielen dagegen Zeitdifferenzen von 0,01–0,02 sec bereits eine Rolle. Bleiben Phasenverschiebungen unberücksichtigt, so ergeben sich unter Umständen Atemschleifen
mit positiver Neigung (Abb. 15). Solche Schleifen sind offensichtlich falsch,
denn der Pleuradruck kann am Ende der Inspiration nicht höher als zu
Beginn der Inspiration sein.

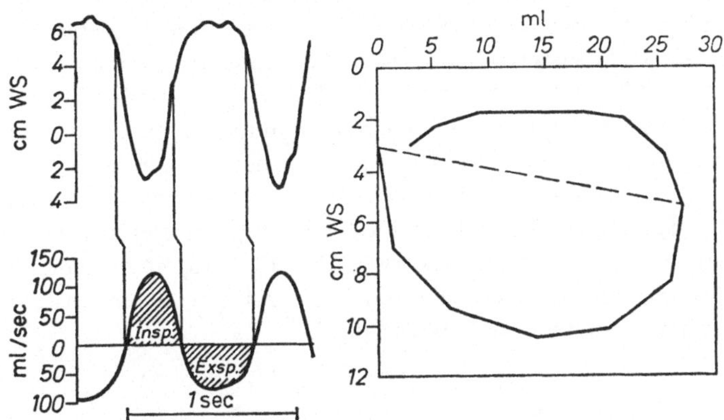

Abb. 16. Oesophagusdruckkurve und Pneumotachogramm bei einem 6 Mo. alten
Säugling. Die Kurven wurden um 0,04 sec gegeneinander versetzt. Die ent-
stehende Atemschleife erscheint sinnvoll. Entsprechend dem Verlauf der Atem-
stromstärke befindet sich der größte Abstand der Schleifenpunkte von der
Elastance-Linie inspiratorisch in der Mitte, exspiratorisch im äußeren Drittel
(Beginn der Exspiration) der Schleife.
M. W., 6 Mo., 6500 g (s. Abb. 15) – Compliance = 11 ml/cmWS, visköse
Atemarbeit = 167 pcm

Man könnte den Fehler empirisch ermitteln, indem mehrere Diagramme
mit wachsenden Phasendifferenzen gezeichnet werden, bis die passende
Atemschleife gefunden ist (Abb. 16). Das wäre aber mit einem so großen
Zeitaufwand verbunden, daß dieses Verfahren für Untersuchungen in
größerem Rahmen praktisch ausschaltet.

5. Die Interpolation der Atemarbeit aus Druck und Stromstärke unter Vernachlässigung von Phasenbeziehungen

a) Direkte Interpolation der Atemarbeit über den Druck

Angesichts der besonderen Schwierigkeiten bei der Konstruktion von
Atemschleifen erhebt sich die Frage, ob man die Atemarbeit nicht unabhängig von Phasenbeziehungen nur aus Druck und Strömungsamplitude

2*

sowie Periodendauer bestimmen kann. Versuche in dieser Richtung hat es mehrfach gegeben, worauf in der Einleitung bereits hingewiesen wurde (COOK et al. 1957, KRIEGER 1963). Vorerst bietet sich noch eine andere Lösung an.

Es ist bekannt, daß bei der Überlagerung von zwei Sinusschwingungen (Abb. 9) wieder eine harmonische Schwingung entsteht (WAGNER 1947). Da die Ausgangsschwingungen die gleiche Frequenz haben, besitzt auch die Summenschwingung dieselbe Schwingungsdauer. So liegt es nahe, durch die Wendepunkte der resultierenden Kurve eine Linie zu ziehen. Dadurch wird die Kurve gewissermaßen in zwei Halbschwingungen mit der Schwingungsdauer $T' = 2\,t_i = T_i$ und $T'' = 2\,t_i = T_e$ unterteilt (Abb. 13, 15 u. 17). Jetzt kann man die maximalen bzw. minimalen Druckwerte (P_0' bzw. P_0'') in negativer und positiver Richtung auf diese konstruierte Linie beziehen. Da t_i und t_e in jedem Fall durch das Pneumotachogramm genau registriert werden, ist die Bezugslinie durch Übertragung von Inspirations- und Exspirationszeit auf die Druckkurve (Abb. 13 u. 15) auch dann leicht zu finden, wenn der Kurvenverlauf durch die Herzaktion im Bereich der Wendepunkte stärker entstellt ist (Abb. 13 u. 15).

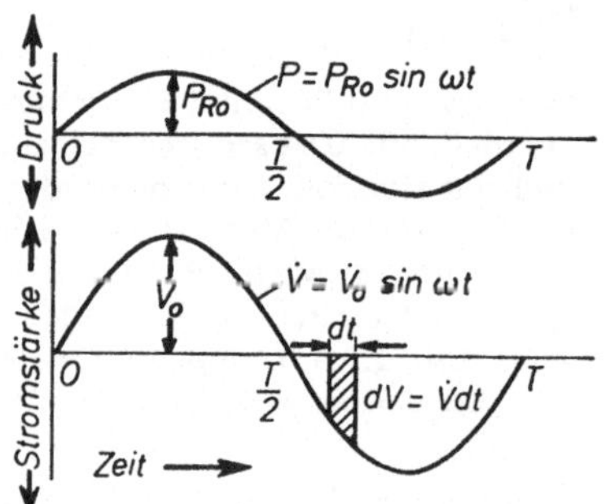

Abb. 17. Zur Interpolation der Atemarbeit über den Druck

Aus den so gewonnenen Amplituden kann nun die Arbeit berechnet werden. Sie ergibt sich entsprechend der früheren Ableitung (s. S. 9) aus

$$A_{\text{insp. + exsp.}} = \frac{1}{2}\,P_0\,\dot V_0\,T \qquad (7)$$

Bei der Übertragung dieses Ansatzes auf die reellen Kurven besteht allerdings insofern eine Einschränkung, als Inspirationszeit und Exspirationszeit sowie positiv und negativ gerichtete Druckamplituden selten übereinstimmen. Es ist deshalb notwendig, die inspiratorische und exspiratorische Arbeit getrennt zu bestimmen (Abb. 17). Dazu wird für die Berechnung der inspiratorischen Arbeit $T' = 2\,t_i = T_i$ gesetzt. P_0 entspricht der maximalen inspiratorischen Druckamplitude P_0' (Abb. 17). Für die Berechnung der exspiratorischen Arbeit ist $T'' = 2\,t_e = T_e$ und P_0 entspricht der maximalen exspiratorischen Druckamplitude P_0'' (Abb. 17). Für V_0 sind sinngemäß die inspiratorische (V_0') bzw. die exspiratorische (V_0'') maximale Atemstromstärke einzusetzen. Damit ist die Arbeit für eine Atemperiode durch

$$A_{\text{insp.} + \text{exsp.}} = \frac{P_0'\,V_0'\,t_i + P_0''\,V_0''\,t_e}{2} \tag{15}$$

gegeben. Um die Atemarbeit zu berechnen, müssen also nur die Amplituden sowie Inspirationszeit und Exspirationszeit aus den registrierten Kurven abgelesen werden. Die Konstruktion von Atemschleifen und damit die Abhängigkeit von Phasenbeziehungen entfällt.

Natürlich ist diese Art der Kurvenauswertung nur eine Interpolation, denn es werden vor allem zwei Umstände vernachlässigt: 1. sind die während der Atmung beobachteten Kurven keine Sinuskurven, 2. hat die zugrunde gelegte Gleichung entsprechend ihrer Ableitung (s. S. 8 ff.) streng genommen nur für den Fall Gültigkeit, daß es sich ausschließlich um Reibungswiderstände handelt.

Es erhebt sich die Frage, wie groß der Fehler ist, der durch die Schematisierung der tatsächlichen Verhältnisse entsteht?

In den meisten Fällen wird die Vereinfachung der Auswertung zu einer Unter- oder Überschätzung der geleisteten Arbeit führen. Als Vergleichsmaß dient dabei die durch Planimetrie von Atemschleifen ermittelte Atemarbeit. Es käme nun darauf an, den Fehler durch Untersuchung bestimmter Grenzfälle quantitativ zu bestimmen.

Diese Grenzfälle beziehen sich einerseits auf die Kurvenform, wobei es sich im theoretischen Extremfall entweder um Sinuskurven oder um Rechteckkurven handeln kann. Die reellen Kurven liegen irgendwo zwischen diesen beiden Möglichkeiten.

Andererseits können die Widerstände, die sich der Volumenbewegung entgegensetzen, entweder ausschließlich auf Elastizität oder ausschließlich auf Reibung beruhen. In der Regel treten Elastizitäts- und Reibungswiderstände gleichzeitig auf, wobei jedes beliebige Verhältnis zwischen beiden Widerständen denkbar ist. Dieses Verhältnis kann durch die Differenz zwischen P_{R0} (Druckamplitude gegen Reibungswiderstände – Abb. 9, S. 12) und P_{E00} (Differenz zwischen Maximum und Minimum der Druckkurve gegen elastische Widerstände – Abb. 9, S. 12) definiert werden (Abb. 18).

Bestimmt man nun für Sinuskurven (Abb. 18, M) die Atemarbeit planimetrisch und vergleicht das Ergebnis mit dem aus der Interpolation, dann resultiert bei ausschließlich elastischem Widerstand eine Überschätzung von $+\,56\%$. Bei rein viskösen Widerständen dagegen besteht exakte Übereinstimmung zwischen beiden Resultaten. Bei Superposition von elastischen und viskösen Widerständen bleibt der Fehler unter $+\,6\%$,

solange Reibungswiderstände überwiegen, wird dann aber schnell größer,
je mehr die elastischen Widerstände dominieren (Abb. 18).

Handelt es sich dagegen um Rechteckkurven (Abb. 18, L), so ergibt
sich bei rein viskösem Widerstand eine Unterschätzung der Atemarbeit um
— 50%, während jetzt bei rein elastischem Widerstand eine exakte Übereinstimmung mit dem planimetrischen Resultat besteht. Bei Superposition von
Elastizität und Reibung nimmt die Unterschätzung linear in demselben
Maße zu, indem Reibungswiderstände gegenüber elastischen Widerständen
überwiegen (Abb. 18).

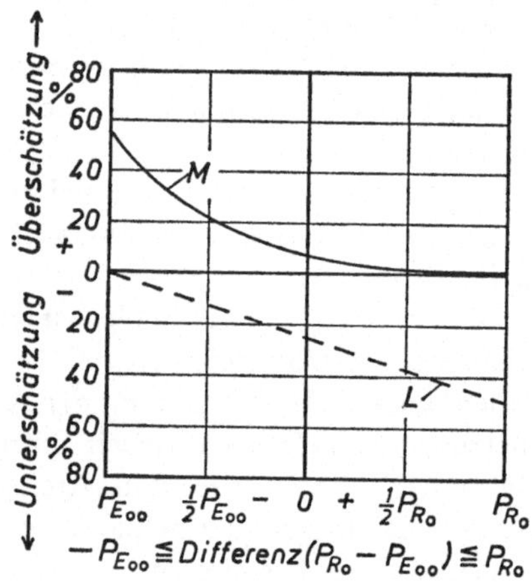

Abb. 18. Fehlerdiagramm für die Interpolation der Atemarbeit über den Druck
(s. Text). Als Bezugswert dient die Atemarbeit, die sich durch Planimetrie von
Druck-Volumen-Diagrammen (Atemschleifen) ergibt. Der Interpolationsfehler
liegt bei Sinuskurven (Kurve M) zwischen + 56% und 0%. Dabei handelt es
sich in diesen Extremfällen entweder ausschließlich um elastische oder ausschließlich um visköse Widerstände. Bei Rechteckkurven (Gerade L) bewegt sich
der Fehler zwischen 0% bei rein elastischem und — 50% bei rein viskösem
Widerstand

Es sieht also so aus, als wäre das Verfahren nur dann mit einem tragbaren Fehler behaftet, wenn die registrierten Kurven Sinuskurven sehr
ähnlich sind und wenn es sich vorwiegend um Reibungswiderstände
handelt.

Tatsächlich trifft das bei Säuglingen weitgehend zu. Da aber die
Ähnlichkeit mit Sinuskurven im Einzelfall jedesmal geprüft werden müßte,
wäre es besser, wenn das Verfahren nicht nur in einem bestimmten Spezial-
fall angewendet werden könnte. Eine solche allgemeinere Gültigkeit läßt
sich tatsächlich erreichen, wenn in die Berechnung eine Zwischengröße eingeführt wird. Die Atemarbeit wird dabei nicht mehr direkt aus dem Druck
interpoliert, sondern es wird zunächst ein Meßwert berechnet, der zugleich

ein Maß für den Widerstand ist. Erst aus diesem Hilfswert ergibt sich gewissermaßen durch *indirekte Interpolation* die Atemarbeit. Diese Interpolation über den Widerstand ist daher im folgenden von der direkten Interpolation über den Druck zu unterscheiden. Vor einer eingehenden Erläuterung sei jedoch zunächst die Bestimmung von Widerständen des Thorax-Lungen-Systems mit üblichen Methoden beschrieben.

b) Die Bestimmung von Dehnbarkeit und Reibungswiderständen des Thorax-Lungen-Systems mit üblichen Methoden

Die Widerstände, die sich der periodischen Volumenvergrößerung des Thoraxraumes entgegensetzen, werden in erster Linie auf eine unterschiedliche Dehnbarkeit sowie auf Reibung zurückgeführt. Sicherlich spielen auch Trägheitswiderstände eine Rolle, die aber mit den üblichen Meßmethoden nicht ohne weiteres erfaßt werden können. Es gibt aber Anhaltspunkte dafür, daß die Beschleunigungsarbeit bei der Atmung größenordnungsmäßig weit niedriger ist als die Arbeit gegen Elastizität und Reibung. Es erscheint deshalb statthaft, die auftretenden Beschleunigungskräfte zu vernachlässigen (ROSSIER et al. 1958, MEAD u. WHITTENBERGER 1953).

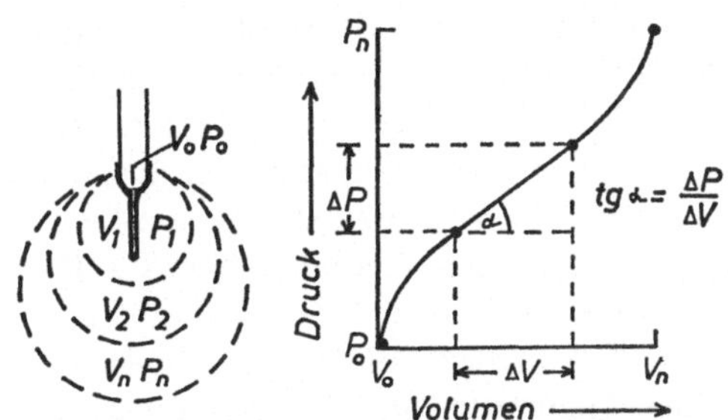

Abb. 19. Zur Bestimmung der Volumendehnbarkeit

Der elastische Widerstand bzw. die Dehnbarkeit wird am besten in der Weise bestimmt, daß man die isolierte Lunge ähnlich einem Ballon innerhalb bestimmter Grenzen durch sukzessive Volumenvergrößerung dehnt und nach jedem Volumenzuwachs den Druck mißt (Abb. 19). Es ergibt sich dann eine S-förmige Kurve. Die Beziehung zwischen Druck und Volumen ist im mittleren Meßbereich (mittlere Vitalkapazität) nahezu linear (RAHN et al. 1946, FENN 1951, McILROY 1952, SCHERRER et al. 1957, HARTUNG u. KRUPKE 1963, MEAD 1961). In diesem Bereich würden also zwei Punkte genügen, um die Steigung $\mathrm{tg}\,\alpha = \dfrac{\Delta P}{\Delta V}$ zu ermitteln (Abb. 19).

Bei dynamischen Messungen durch synchrone Registrierung von Oesophagusdruck und Atemstromstärke kann man unterstellen, daß sich die Thoraxbewegungen bei ruhiger Atmung innerhalb des Linearbereichs bewegen. Unter dieser Voraussetzung können die Anfangs- und End-exspiratorischen Druckpunkte P_0 und $P_{E_{00}}$ nach Konstruktion einer Atemschleife miteinander verbunden werden (Abb. 11 u. 13). Der Neigungswinkel der resultierenden Geraden bildet dann ein Maß für die Dehnbarkeit (NEERGARD u. WIRZ 1927, HAMM 1960a, SCHERRER et al. 1957, KARLBERG et al. 1960, McILROY u. TOMLINSON 1954, SWYER et al. 1960).

Die Dimension $\dfrac{\Delta P}{\Delta V}$ ist aber sehr wohl vom Elastizitätsmodul $E = P / \dfrac{\Delta V}{V}$ zu unterscheiden. Bei Lungenfunktionsuntersuchungen ist das Ausgangsvolumen im allgemeinen unbekannt, so daß der Dehnungsmodul nicht ohne weiteres zu bestimmen ist. Das Dehnbarkeitsmaß $\mathrm{tg}\,\alpha = \dfrac{\Delta P}{\Delta V} = \dfrac{\mathrm{cmWS}}{\mathrm{ml}}$ wird deshalb speziell bezeichnet. Man spricht bei V als unabhängiger Variable $\left(\dfrac{\mathrm{d}P}{\mathrm{d}V} = \dfrac{\mathrm{cmWS}}{\mathrm{ml}} \right)$ von Elastance (BAYLISS u. ROBERTSON 1939), bei P als unabhängiger Variable $\left(\dfrac{\mathrm{d}V}{\mathrm{d}P} = \dfrac{\mathrm{ml}}{\mathrm{cmWS}} \right)$ von Compliance (MEAD u. WHITTENBERGER 1953).

Soweit die Volumendehnbarkeit aus Atemschleifen bestimmt wird, handelt es sich um eine rein funktionelle Größe. Deshalb führt dieser Meßwert ausdrücklich die Bezeichnung dynamische Compliance. Ein unmittelbarer Rückschluß auf die Elastizitätseigenschaften des Thorax-Lungen-Systems ist unzulässig, denn das Meßergebnis der dynamischen Compliance hängt von einer Vielzahl von Faktoren ab. Dazu zählen nicht nur direkte Veränderungen der Gewebseigenschaften (CHRISTIE 1934, MARSHALL u. CHRISTIE 1954, MARSHALL u. DUBOIS 1956, NISELL et al. 1958, MEAD et al. 1955, GRIBETZ et al. 1959, SMYTHE 1963) oder Abweichungen der Thoraxbewegungen von der Atemmittellage (SCHERRER et al. 1957, ATTINGER et al. 1956, FERRIS u. POLLARD 1960).

Ebenso entscheidend können sich eine ungleichmäßige alveolare Ventilation, sogenannte Verteilungsstörungen (RAU et al. 1957, REICHEL 1960, BÜHLMANN u. BEHN 1957, ZEILHOFER 1960, EGBERT et al. 1963, OTIS et al. 1956, FERRIS u. POLLARD 1960, ATTINGER 1960, BONDURANT et al. 1957 u. 1960) oder Änderungen der Oberflächenspannung (NEERGARD 1929, PATTLE 1958, BROWN 1957, BROWN et al. 1959, CLEMENTS 1957 u. 1960, CLEMENTS et al. 1958, GREENFIELD et al. 1964, GRUENWALD 1947) auf die unter dynamischen Bedingungen gemessene Volumendehnbarkeit auswirken.

In diesem Zusammenhang ist es interessant, daß beim lungengesunden narkotisierten Patienten mit und ohne Muskelrelaxation Compliancewerte gemessen wurden, die teilweise wesentlich niedriger als beim wachen Patienten sind (BUTLER u. SMITH 1957, DON u. ROBSON 1965, EGBERT et al.

1963, GOLD u. HELRICH 1965, FORSTER et al .1957, HOLADAY u. ISRAEL 1955, HOWELL u. PECKETT 1957, NIMS et al. 1955, SECHZER 1958, WU et al. 1956, SAFAR u. AGUTO-ESCARRAGA 1959). Bei der Beurteilung oder dem Vergleich von Einzelergebnissen ist es also unerläßlich, die besondere Meßsituation zu berücksichtigen.

Die Befunde, die unter Intubationsnarkose und Muskelrelaxation erhoben wurden, sind zum Teil sog. statische Druck-Volumen-Diagramme. Dabei entspricht der Meßvorgang im Prinzip der experimentellen Situation an der isolierten Lunge (Abb. 19). Mittels Atembeutel oder über einen Respirator wird stufenweise ein bestimmtes Volumen in die Lunge gedrückt und in den Intervallen der jeweils dazugehörige Druck gemessen, oder die Lunge wird bis zu einem bestimmten Druck aufgefüllt und danach das passiv zurückströmende Volumen gemessen (BUTLER u. SMITH 1957, HOWELL u. PECKETT 1957, REYNOLDS u. ETSTEN 1966, RICHARDS u. BACHMANN 1961, NIGHTINGALE u. RICHARDS 1965). Es ist hervorzuheben, daß sich die Dehnbarkeit in diesem Fall auf das gesamte Thorax-Lungen-System bezieht.

Auf ähnliche Weise ist es am wachen Patienten unter quasi statischen Bedingungen möglich, mittels Oesophagusdruckmessung die Druck-Volumenbeziehung für die Lunge allein zu bestimmen. Dabei muß der Patient stufenweise ein- bzw. ausatmen und in regelmäßigen Intervallen die Atmung bei offener Glottis unterbrechen. Während der Unterbrechung wird der Oesophagusdruck gemessen. Die Dehnbarkeit, die sich aus den Meßpaaren ergibt, wird als statische Compliance bezeichnet (RAHN et al. 1946, FENN 1951, SCHERRER et al. 1957, ZEILHOFER 1960).

Die Zuverlässigkeit der Druckwerte, die unter diesen Bedingungen im Oesophagus gemessen werden (sog. Relaxationsdruck), hängt allerdings weitgehend von der Fähigkeit der untersuchten Person ab, die Atemmuskulatur willkürlich zu entspannen. Die Methode ist deshalb stark an die Mitarbeit des Patienten gebunden.

Insgesamt besteht der Eindruck, daß sowohl dynamische als auch statische Compliance von einer Vielzahl nicht nur anatomischer, sondern auch funktioneller Faktoren abhängen, so daß mit einer großen Streubreite von Einzelergebnissen gerechnet werden muß.

Auch die quantitative Bestimmung von *Reibungswiderständen* am Patienten ist mit methodischen Schwierigkeiten verbunden, weil es keine Möglichkeit gibt, eine eindeutige Meßsituation zu schaffen, wie sie bei technischen Messungen besteht.

Experimentell werden Reibungswiderstände bzw. Strömungswiderstände im allgemeinen mit Hilfe eines Windkessels bestimmt (Abb. 20). Das Gerät (z. B. Endotrachealkatheter, Narkoseventile usw.), dessen Widerstand untersucht werden soll, befindet sich vor dem Ausgang des Windkessels (Abb. 20). Am Eingang ist ein Strömungsmesser angebracht.

Mit seiner Hilfe wird ein bestimmter konstanter Gasdurchfluß durch den Windkessel eingestellt. Dabei bildet sich im Windkessel ein Druck, der von der Größe des zu messenden Widerstandes abhängt. Durch Einstellung verschiedener Stromstärken können für einen gegebenen Widerstand unter quasi statischen Bedingungen beliebig viele Wertepaare für Druck und Stromstärke gemessen werden. Die Übertragung der Werte in ein Koordinatensystem (Abb. 21) führt bei laminarer Strömung zu einer linearen, bei

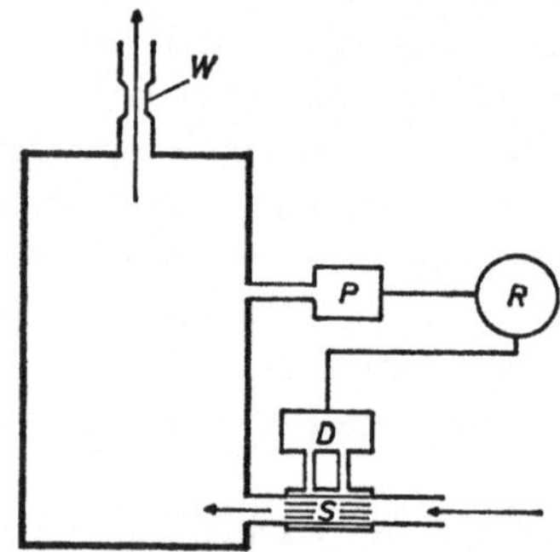

P = Druckmesser, D = Differenzdruckmesser, S = Strömungsmesser,
R = Registriergerät, W = variabler Widerstand

Abb. 20. Meßanordnung zur Bestimmung von Strömungswiderständen

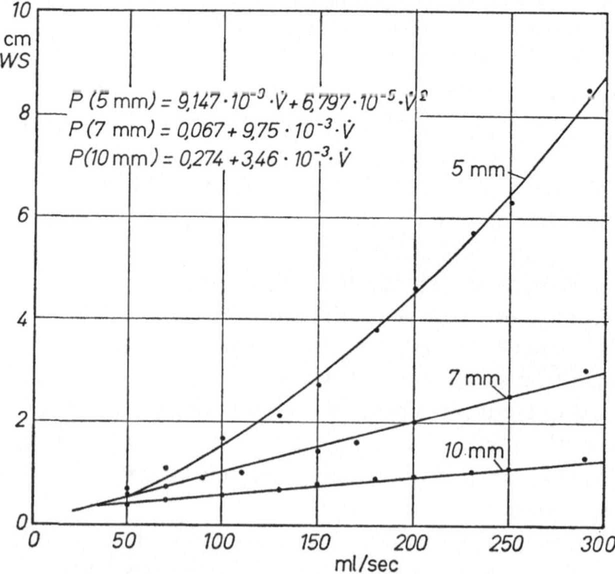

Abb. 21. Strömungswiderstand eines Narkosesystems für Kinder (Foregger-Bloomquist) mit 90° gekrümmten Ansatzstücken für Endotrachealkatheter verschiedener Größen (Zahlen an den Kurven = äußerer Durchmesser der Verbindungsstücke)

turbulenter Strömung zu einer nicht linearen Beziehung zwischen Druck und Stromstärke (Abb. 21). Bei reiner Turbulenz müßte $P(\dot{V})$ eine Parabel sein. In diesem Fall wäre also

$$P_R = c\,\dot{V}^2.$$

Bei laminarer Strömung gilt dagegen

$$P_R = b\,\dot{V}.$$

Da bei der Atmung normalerweise weder vollkommene Laminarität noch reine Turbulenz vorliegt, ist der Versuch gemacht worden, die Beziehung zwischen Druck und Stromstärke durch die Summe einer Geraden und einer Parabel zu beschreiben, also durch

$$P_R = b\,\dot{V} + c\,\dot{V}^2.$$

Man hat sich immer wieder bemüht, den Anteil laminarer und turbulenter Strömung durch Bestimmung der Konstanten b und c festzulegen (ROHRER 1915, OTIS u. PROCTOR 1948, OTIS et al. 1950, McILROY et al. 1955, SCHERRER et al. 1957, ROSSIER et al. 1958). Es bestehen jedoch begründete Zweifel, ob die Koeffizienten b und c tatsächlich eine physikalische Bedeutung haben (MEAD u. WHITTENBERGER 1953, MILIC-EMILI et al. 1962), denn im Einzelfall lassen sich die Meßergebnisse keineswegs immer durch ein Binom hinreichend genau beschreiben.

Die experimentelle Ermittlung von Druck-Strömungs-Diagrammen (Abb. 21) führt zu empirischen Funktionen, die man beliebig genau durch ein Polynom annähern kann. Es gilt also bei turbulenter Strömung allgemein

$$P_R = a + b\,\dot{V} + c\,\dot{V}^2 + d\,\dot{V}^3 + \cdots + \text{konst. } \dot{V}^n.$$

Im vorliegenden Fall darf unterstellt werden, daß bei $\dot{V} = 0$ auch $P = 0$ ist. Unter dieser Voraussetzung entfällt das erste Glied des Polynoms. Man kann nun versuchen, die gefundenen Meßpaare nach der Methode der kleinsten Quadrate an eine Gleichung der Form

$$P_R = b\,\dot{V} + c\,\dot{V}^2$$

anzugleichen. Die Konstanten b und c werden also durch Ausgleichsrechnung bestimmt. Das Ergebnis zeigt, daß bereits ein Polynom mit zwei Gliedern eine hinreichend gute Übereinstimmung zwischen Meßwerten und Ausgleichskurve aufweist (Abb. 21). Dabei ist es aber allein eine Frage der gewünschten Genauigkeit, ob man die Meßwerte stattdessen an ein Polynom mit 3 oder 4 Summanden angleicht.

Beim Patienten ist nun die Übereinstimmung zwischen Ausgleichskurve und Meßpunkten wesentlich unbefriedigender als bei technischen Messungen. Das liegt vor allem daran, daß die Luftwege keine starre Wand besitzen, sondern in Abhängigkeit von den Atembewegungen und der Thoraxstellung einen sehr wechselnden Durchmesser haben (MEAD u. WHITTENBERGER 1953, FRASER 1961). Deshalb ist auch der Strömungswiderstand sehr variabel und schwankt in einem relativ großen Bereich. Dieser Tatbestand wird an Druck-Strömungs-Diagrammen besonders deutlich (Abb. 22). Solche Diagramme entstehen ähnlich wie bei der

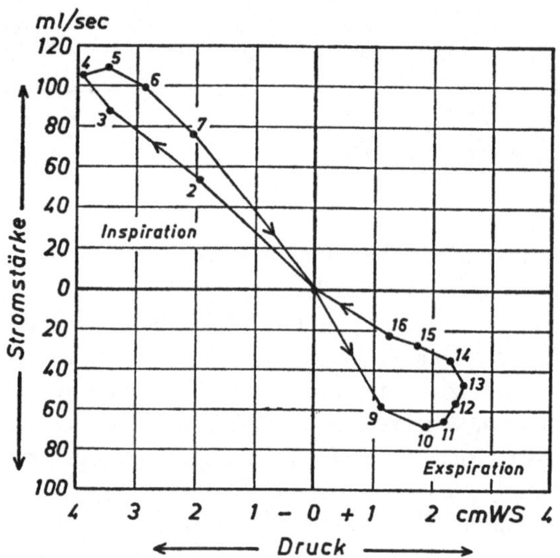

Abb. 22. Druck-Strömungs-Diagramm aus zeitlich einander entsprechenden Meßpunkten von Pneumotachogramm und Oesophagusdruckkurve (s. Abb. 13)

Konstruktion von Atemschleifen aus zeitlich einander entsprechenden Meßpunkten von Pneumotachogramm und Oesophagusdruckkurve (SCHERRER et al. 1957, HYATT u. WILCOX 1961, MEAD u. WHITTENBERGER 1953, SWYER et al. 1960). Dabei ergeben sich die Druckwerte aus der Differenz von Schleifenpunkten und Elastancelinie (s. Abb. 13). Die Werte für die Stromstärke werden direkt aus dem Pneumotachogramm abgelesen. Im vorliegenden Fall (Abb. 22) beträgt der Druck bei einer Stromstärke von 50 ml/sec inspiratorisch 1,4–2,0 cmWS, exspiratorisch 1,0–2,5 cmWS, ist also selbst innerhalb einer Atemperiode sehr variabel. Unter diesen Umständen kann der Strömungswiderstand natürlich nur ganz grob durch zwei Konstanten b und c angegeben werden. Um einen Anhalt zu haben, ist es aber vertretbar, den Widerstand durch die Achsenneigung des konstruierten Druck-Strömungs-Diagramms auszudrücken.

Neuerdings kann man mit Hilfe der Ganzkörperpletysmographie Druck-Strömungs-Diagramme direkt aufzeichnen (DUBOIS et al. 1956, COMROE et al. 1959, MEAD 1960, BARTLETT et al. 1959, JAEGER u. OTIS 1964, POLGAR

1961, ULMER et al. 1966, ULMER u. REIF 1965). Die zur Zeit verfügbaren Geräte sind aber für Erwachsene konstruiert. Außerdem ist die Methode nicht in jeder klinischen Situation anwendbar, da der Patient für die Zeit des Meßvorgangs vollständig abgeschlossen ist. Intraoperative Messungen oder Untersuchungen am schwer kranken, bettlägerigen Patienten sind deshalb mit dem Pletysmographen nicht möglich.

c) Die indirekte Interpolation der Atemarbeit über den mittleren Widerstand

Angesichts der mühsamen Technik für eine differenzierte Bestimmung von Dehnbarkeit und Reibungswiderständen des Thorax-Lungen-Systems sowie der Vorbehalte in bezug auf die Zuverlässigkeit der Ergebnisse erscheint es zweckmäßig, nach einem anderen Meßwert zu suchen, um die Widerstände des Thorax-Lungen-Systems auf einfachere Weise pauschal zu erfassen. Ein Widerstand ist allgemein durch

$$R = \frac{dP}{dV} \tag{16}$$

definiert. Es liegt nun nahe, zur Berechnung dieser Größe die mittlere Stromstärke und die während einer Atemperiode auftretende Druckamplitude ΔP zu benutzen.

Die durchschnittliche Stromstärke ergibt sich aus

$$\dot{\overline{V}} = \frac{2\,V_T}{t_i + t_e} \tag{17}$$

wobei

$$\frac{1}{2}\,T_i + \frac{1}{2}\,T_e = t_i + t_e = \frac{60}{f}$$

(16) und (17) führen zu

$$\bar{R} = \frac{\Delta P \cdot (t_i + t_e)}{2\,V_T} = \frac{\Delta P \cdot 30}{V_T \cdot f}. \tag{18}$$

Dieses Maß für den Widerstand erlaubt allerdings keinen detaillierten Rückschluß auf die Dehnbarkeit sowie die effektiven Reibungswiderstände des Thorax-Lungen-Systems. Es ist deshalb sinnvoll, lediglich vom mittleren Widerstand zu sprechen und an Stelle von $\text{cmWS}/\frac{\text{ml}}{\text{sec}}$ die allgemeinere Dimension dyn sec cm^{-5} zu wählen. Außerdem kann in (18) der Nenner $V_T \cdot f$ durch AMV substituiert werden.

Der mittlere Widerstand ist dann

$$\bar{R} = \frac{29{,}43 \cdot \Delta P}{\text{AMV}_{(\text{l/min})}} \;\text{dyn sec cm}^{-5}. \tag{19}$$

Die Bestimmung des mittleren Widerstandes an einem größeren Kollektiv von Kindern zwischen dem 1.–6. Lebensjahr zeigt eine vernünftige

Korrelation zum Körpergewicht (Abb. 23). Das Resultat, hohe Widerstände bei kleinen Kindern, Abnahme des Widerstandes mit zunehmendem Alter, entspricht qualitativ dem Ergebnis üblicher Untersuchungsmethoden (COOK et al. 1957, ENGSTRÖM et al. 1962, HELLIESEN et al. 1958, KRIEGER 1963, POLGAR 1961, SWYER et al. 1960) und ist auf Grund der anatomischen Gegebenheiten auch ohne weiteres einzusehen.

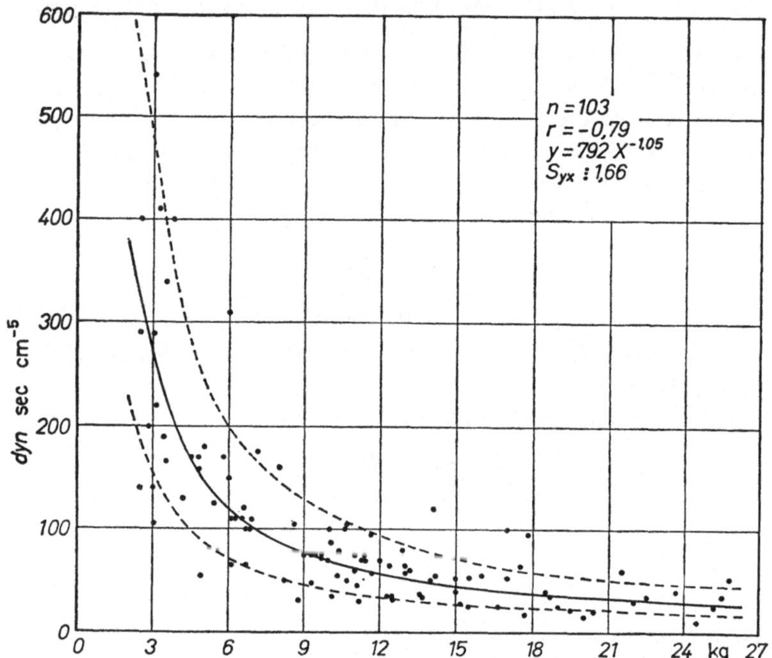

Abb. 23. Der mittlere Atemwiderstand (Definition s. Text) bei Säuglingen und Kleinkindern unter Maskennarkose

Es ist darauf hinzuweisen, daß eine Meßgröße, die dem mittleren Widerstand im Grunde entspricht, von anderer Seite ebenfalls bei Kindern schon einmal verwendet wurde (KARLBERG u. KOCH 1962). Dabei handelt es sich um den Quotienten Arbeit pro Quadrat des Hubvolumens ($^{pcm}/V_T^2$), also eine Dimension, die letzten Endes nichts anderes als das Verhältnis zwischen Leistung und Ventilation bezeichnet. Das ist aber eine Größe, die in dem Quotienten Arbeit pro Volumeneinheit (pcm/l bzw. mkp/ml) bei atemmechanischen Untersuchungen längst eingeführt ist (ROSSIER u. BÜHLMANN 1959, HAMM 1960b, ZEILHOFER u. RUPPRECHT 1961, McILROY et al. 1954). Man kann also für den mittleren Widerstand sehr verschiedene Dimensionen wählen, unter denen die Dimension dyn sec cm^{-5} allerdings für die Interpolation der Atemarbeit aus Druck und Ventilation besonders vorteilhaft ist.

Gemäß Gl. (19) besteht zwischen Arbeit und mittlerem Widerstand folgender Zusammenhang: Wegen

$$\frac{\mathrm{dyn\ sec}}{\mathrm{cm^5}} \cdot \frac{\mathrm{cm^6}}{\mathrm{sec^2}} = \frac{\mathrm{dyn\ cm}}{\mathrm{sec}}$$

ist

$$A/\mathrm{min} = \bar{R} \cdot \mathrm{AMV^2}$$

denn

$$\bar{R} = \mathrm{dyn\ sec\ cm^{-5}} \quad \mathrm{und} \quad \mathrm{AMV^2} = \frac{\mathrm{cm^6}}{\mathrm{sec^2}}.$$

Danach kann die Atemarbeit pro Minute durch Multiplikation des mittleren Widerstandes mit $\mathrm{AMV^2}$ berechnet werden. Die Dimension $\mathrm{dyn\ sec\ cm^{-5}}$ für $\bar{R}$, pcm/min für die Leistung und l/min für das Atemminutenvolumen führt zu

$$A/\mathrm{min} = 16{,}99\,\bar{R} \cdot \mathrm{AMV^2}_{(l/\mathrm{min})} \tag{20}$$

Es sei an dieser Stelle noch einmal wiederholt, daß die direkte Interpolation der Atemarbeit von einer Bezugslinie ausgeht, die durch die Wendepunkte der Druckkurve gelegt wird. Die Arbeit pro Minute ergibt sich dann im Prinzip aus

$$A/\mathrm{min} = \left(\frac{1}{2}\,P_0\,\dot{V}_0\,T\right) \times f \qquad\qquad \text{s. S. 9}$$

Der andere Weg, zunächst den mittleren Widerstand und danach mit dessen Hilfe gemäß Gl. (20) die Atemarbeit zu berechnen, soll als *indirekte Interpolation* über den Widerstand bezeichnet werden.

Die Interpolationsfehler der direkten und der indirekten Interpolation zeigen nun eine bemerkenswerte Relation. Noch einmal sei angenommen, daß für den Fall eindeutiger Sinuskurven bzw. Rechteckkurven alle Verhältnisse zwischen elastischen (P_{E00}) und viskösen (P_{R0}) Widerständen auftreten.

Es zeigt sich, daß die Resultate aus der direkten Interpolation (über den Druck) und der indirekten Interpolation (über den Widerstand) bei Rechteckkurven übereinstimmen (Abb. 24, Gerade L). Bei Sinuskurven dagegen führt die Interpolation über den Widerstand zu Ergebnissen, die gegenüber der direkten Interpolation (Abb. 24, Kurve M) um einen konstanten Faktor 1,56 kleiner sind (Abb. 24, Kurve N).

Bei der indirekten Interpolation kommt es also unabhängig von der Kurvenform grundsätzlich zu einer Unterschätzung der Atemarbeit, die maximal zwischen —36% und —50% liegt, je nachdem, ob es sich um Rechteck- oder Sinuskurven handelt (Abb. 24). Nur wenn ausschließlich elastische Widerstände bestehen, stimmen die Resultate aus exakter Planimetrie und Interpolation überein.

Es ist nun ohne weiteres einleuchtend, daß der durchschnittliche Interpolationsfehler kleiner wird, wenn man dem Ergebnis aus der indirekten Interpolation durch Einführung eines Faktors einen bestimmten konstanten Betrag zuschlägt. Dieser Faktor kann rein empirisch auf Grund des Fehlerdiagramms (Abb. 24) festgesetzt werden und soll 1,32 betragen. Das führt über (20) zu der endgültigen Gleichung

$$A/\text{min} = 22,4\ \bar{R} \cdot \text{AMV}^2. \tag{21}$$

Durch diese Änderung verschiebt sich die Fehlergrenze gegenüber dem planimetrischen Ergebnis wesentlich (Abb. 24). Die Relation zwischen

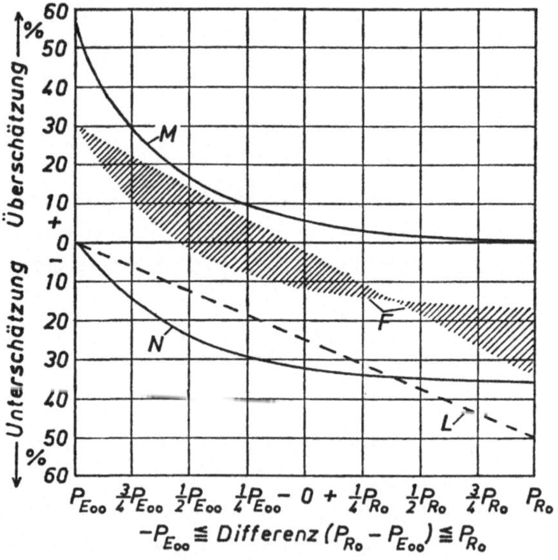

Abb. 24. Fehlerdiagramm für die direkte und die indirekte Interpolation der Atemarbeit (s. Text).
Die Gerade L gilt für Rechteckkurven und direkte sowie indirekte Interpolation.
Die Kurve M gilt für Sinuskurven bei direkter Interpolation, die Kurve N für Sinuskurven bei indirekter Interpolation.
Nach Multiplikation der indirekt interpolierten Werte mit dem Faktor 1,33 liegen diese Ergebnisse bei Rechteckkurven auf der oberen Begrenzung, bei Sinuskurven auf der unteren Begrenzung des schraffierten Areals F.

indirekt interpolierter und planimetrisch bestimmter Atemarbeit (Abb. 24) ist jetzt derart, daß bei Rechteckkurven eine Überschätzung von maximal 30% oder eine Unterschätzung von maximal −35% eintritt, je nachdem, ob es sich vorwiegend um elastische oder vorwiegend um visköse Widerstände handelt (Abb. 24, obere Begrenzung des schraffierten Areals F). Bei Sinuskurven beträgt die maximale Überschätzung ebenfalls 30%, die maximale Unterschätzung dagegen nur −18% (Abb. 24, untere Begrenzung der schraffierten Fläche F).

Damit bewegt sich die Fehlerbreite der indirekten Interpolation in vertretbaren Grenzen, denn Über- bzw. Unterschätzungen, die im Einzelfall eintreten, können durch entsprechende Korrektur wesentlich verringert werden. Es läßt sich nämlich ungefähr abschätzen, welches Verhältnis zwischen elastischen und viscösen Widerständen jeweils besteht. Ein grober Anhalt dafür bietet sich in der zeitlichen Zuordnung von Maximum bzw. Minimum der Strömungs- und Oesophagusdruckkurve.

Verlaufen die Maxima beider Kurven phasengleich, so handelt es sich überwiegend oder ausschließlich (z. B. Munddruck) um Reibungswiderstände. Sind die Maxima dagegen wesentlich verschoben, im Höchstfall $90° = \pi/2$, so handelt es sich vorwiegend oder ausschließlich um elastische Widerstände (Abb. 9). Das Ergebnis der indirekten Interpolation kann also gegebenenfalls durch Zuschlag oder Abzug von ± 10–20% korrigiert werden.

Besonders eindeutig ist die Situation bei intermittierender Druckbeatmung. In diesem Fall hängt die Exspiration ausschließlich von der elastischen Retraktionskraft des Thorax-Lungen-Systems ab. Bei medikamentöser Muskelrelaxation ist eine aktive Exspirationsarbeit unmöglich. Wenn sich das Residualvolumen nicht wesentlich erhöhen soll, muß die potentielle Energie am Ende der Inspiration groß genug sein, um die Reibungswiderstände während der Ausatmung zu überwinden. Das trifft nur dann zu, wenn $P_{E_{00}}$ mindestens das vierfache von P_{R_0} beträgt. Bei diesem Amplitudenverhältnis ist die Differenz

$$P_{R_0} - P_{E_{00}} \leqq - 3/4\, P_{E_{00}}.$$

Bei intermittierender Druckbeatmung führt die indirekte Interpolation der Beatmungsarbeit entsprechend dem Fehlerdiagramm (Abb. 24) zu einer Überschätzung von 10–25%. Diese Abweichung bestätigt sich bei praktischen Messungen (Abb. 25).

Natürlich ist die erreichbare Genauigkeit begrenzt. Eine allgemeine Fehlerbreite von $\pm 10\%$ sollte auch nach Korrektur der interpolierten Werte bei der Beurteilung von Meßergebnissen einkalkuliert werden.

Andererseits ist zu bedenken, daß auch in die Schleifenkonstruktion erhebliche Rundungsfehler eingehen, und zwar auch dann, wenn im Einzelfall eine absolut phasengerechte Registrierung gelingt. Aber die Oesophagusdruckkurven werden oft durch Drucküberlagerungen, die von der Herzaktion herrühren (Abb. 12 u. 13), erheblich entstellt. Die Kurve muß dann für die Auswertung geglättet werden (Abb. 13). Dabei sind Maximum und Minimum meist relativ genau festzulegen. Im Bereich der Wendepunkte kann die Kurve dagegen manchmal nur grob approximiert werden. Es ist deshalb ziemlich sicher, daß auch die planimetrischen Meßwerte mit einer Fehlerbreite behaftet sind, die kaum unter $\pm 10\%$ liegen dürfte (ENGSTRÖM et al. 1962). Für beide Verfahren gelten also Vorbehalte. Die Bestimmung der Atemarbeit aus Druck-Volumen-Diagrammen ist aber mit einem sehr viel größeren Arbeitsaufwand verbunden. Demgegenüber

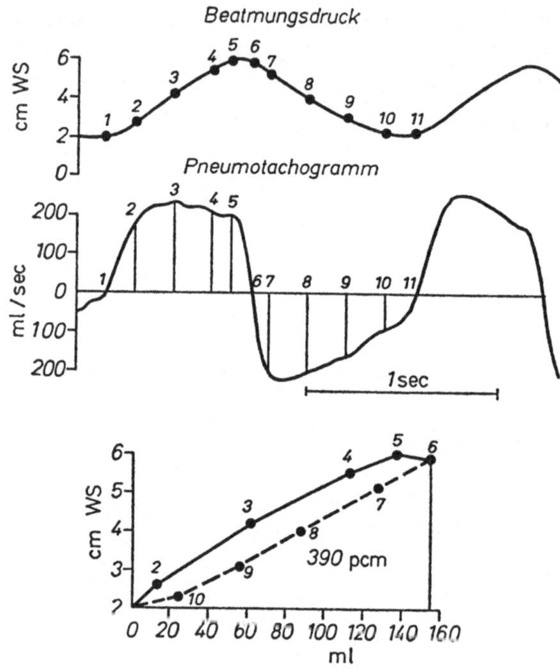

Abb. 25. Beatmungsdruck, Pneumotachogramm und Atemschleife bei intermittierender Druckbeatmung.
K. M., 10 J., 31 kg – $V_T = 154$ ml (BTPS), AMV $= 5,7$ l/min (BTPS), $f = 37/$min, $\Delta P = 4,2$ cmWS, mittlerer Atemwiderstand $= 22$ dyn sec cm^{-5}, Beatmungsarbeit (interpoliert) $= 0,16$ mkp/min, Beatmungsarbeit (planimetriert) $= 0,14$ mkp/min – Interpolationsfehler $= + 11\%$

führt die Interpolation auf einfache Weise zu demselben Ergebnis, und zwar bei annähernd gleicher Genauigkeit gegebenenfalls auch ohne aufwendige technische Hilfsmittel. Der empirische Vergleich bestätigt, daß man durch Interpolation zu Meßwerten gelangt, die nicht nur in derselben Größenordnung liegen, sondern im Durchschnitt größerer Kollektive befriedigend mit den planimetrischen Ergebnissen übereinstimmen (Abb. 26).

　　Bei der Interpolation wird allerdings nicht zwischen elastischer und visköser Arbeit unterschieden. Um diesen Umstand hervorzuheben und um das Resultat von dem üblicher Auswertungsmethoden zu unterscheiden, wird im folgenden bei allen interpolierten Werten von *objektivierbarer*

Atemarbeit gesprochen. Gleichzeitig soll damit zum Ausdruck gebracht werden, daß durchaus Zweifel darüber bestehen, daß mit den zur Verfügung stehenden Methoden tatsächlich die gesamte Arbeitsleistung der Atemmuskulatur erfaßt werden kann. Für den Augenblick muß man sich freilich mit Meßwerten begnügen, die mit den verfügbaren Registriergeräten an leicht zugänglichen Meßpunkten objektivierbar sind.

Abgesehen von diesen grundsätzlichen Bedenken gibt es noch einen ganz konkreten Grund, nur von objektivierbarer Atemarbeit zu sprechen. Wie bereits erwähnt (s. S. 16), ist die übliche Konstruktion von Atemschleifen, soweit sie sich nur auf relative Druckdifferenzen stützt, streng genommen falsch (HAMM 1960, COOPER 1961, FRITTS et al. 1959, OTIS 1954, COOK et al. 1957, MILIC-EMILI et al. 1960). Die effektive Atemarbeit wird dabei tatsächlich zu niedrig bestimmt.

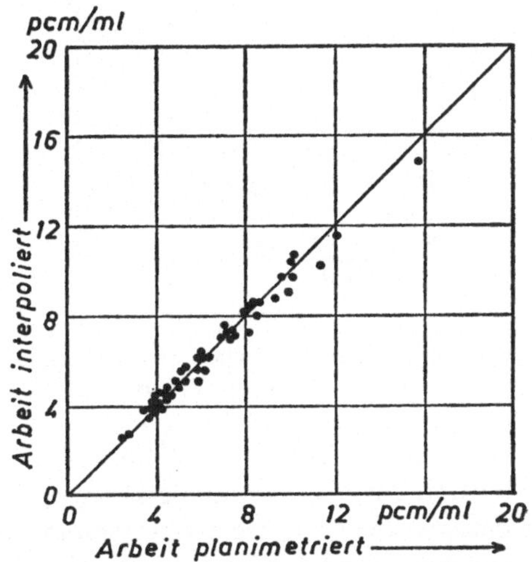

Abb. 26. Relation zwischen Meßwerten, die interpoliert (Ordinate) bzw. aus Druck-Volumen-Diagrammen (Abszisse) planimetriert wurden

Zum leichteren Verständnis sei das Thorax-Lungen-System noch einmal mit einer Feder verglichen (Abb. 8, s. S. 10). Alle bisherigen Überlegungen gingen von der Voraussetzung aus, daß die Feder zu Beginn der Dehnung keine Spannung hat. Nun ist aber der endexspiratorische Pleuradruck in der Regel nicht atmosphärisch, sondern bleibt um einen bestimmten Betrag unter Null. Das ist gleichbedeutend mit einer Feder, die zu dem Zeitpunkt, in dem die Zugkraft ansetzt, bereits eine Vorspannung hat. Auch dann ergibt sich die geleistete Spannarbeit wieder aus einem Kraft-Weg-Diagramm (Abb. 27). Die Kraft, die der Vorspannung das Gleichgewicht hält, sei K_1. Die Feder habe die Ausgangslänge s_1. Die Dehnung auf die Länge s_2

erfordert eine Erhöhung der Zugkraft auf K_2 (Abb. 27). Die dabei geleistete Arbeit ist

$$A = \int_{s_1}^{s_2} K \, ds$$

$$= \frac{1}{2} \left(s_2 K_2 - s_1 K_1 \right).$$

Sie entspricht dem schraffierten Flächenstück $s_1 s_2 \, K_2 \, \varkappa'$ (Abb. 27). Man sieht, daß es keineswegs gleichgültig ist, ob eine Feder von s_0 auf s_1, oder von s_1 auf s_2 gedehnt wird, und zwar auch dann nicht, wenn die Längendifferenzen Δs gleich sind. Tatsächlich wächst die Spannarbeit mit zunehmender Vorspannung. Die Mehrarbeit, die sich aus der Vorspannung ergibt, wird durch die Fläche $s_1 s_2 \varkappa'' \varkappa'$ repräsentiert (Abb. 27).

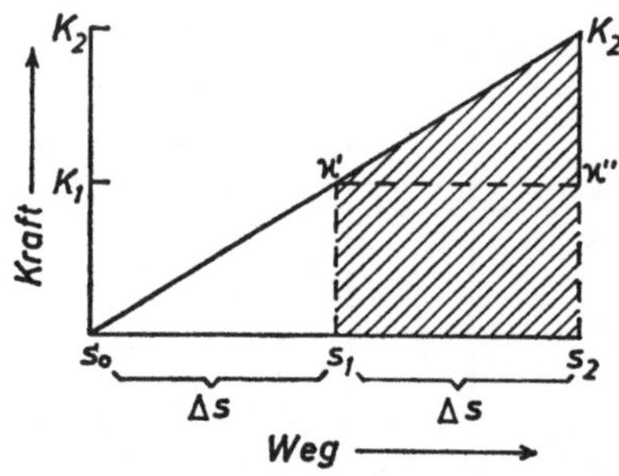

Abb. 27. Zur Erklärung der unterschiedlichen Spannarbeit bei einer Feder ohne Vorspannung $(\Delta s = s_1 - s_0)$ und mit Vorspannung $(\Delta s = s_2 - s_1)$

Überträgt man die Verhältnisse auf das Thorax-Lungen-System, dann entspricht das Residualvolumen der Ausgangslänge s_1. Die Vorspannung wird durch den endexspiratorischen negativen Pleuradruck angezeigt. Die übliche Konstruktion von Atemschleifen führt nur zur Bestimmung einer

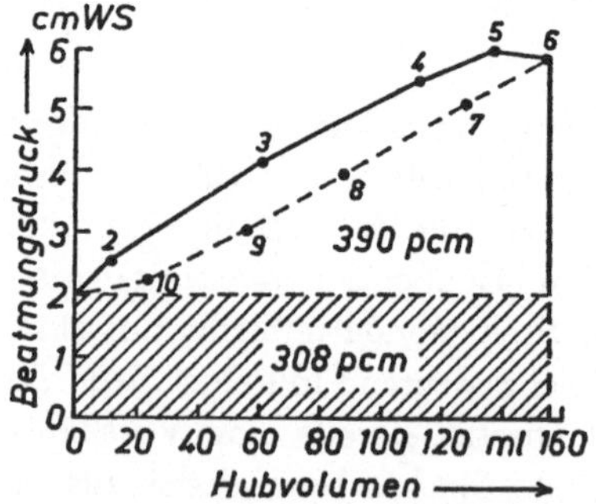

Abb. 28. Exakte Bestimmung der Beatmungsarbeit, wenn der endexspiratorische Druck positiv bleibt – siehe das frühere Beispiel (Abb. 25)

Teilarbeit, die sich aus dem Dreieck $\varkappa'\varkappa''K_2$ ergibt (Abb. 27, Abb. 28). Der Fehlbetrag ist durchaus nennenswert, wie die exakte Auswertung eines früher gegebenen Beispiels (Abb. 25, S. 34) zeigt. Unter intermittierender Druckbeatmung war die Atemmittellage angestiegen, so daß der endexspiratorische Druck $+$ 2 cmWS betrug (Abb. 25). Vernachlässigt man die „Vorspannung", so ergibt sich eine Beatmungsarbeit von 390 pcm pro Hub und daraus eine Arbeit von rund 0,14 mkp/min (Abb. 25 u. 28). Demgegenüber ist die tatsächliche Beatmungsarbeit $390 + (2 \times 154) = 390 + 308 = 698$ pcm pro Hub bzw. 0,26 mkp/min (Abb. 28), also nahezu das Doppelte.

Der Fehlbetrag entspricht größenordnungsmäßig sicherlich dem bei Spontanatmung, denn im Mittel beträgt der endexspiratorische Druck $-$ 2 cmWS. Analog zu den früheren Darlegungen (Abb. 8, S. 10) ist auch dieser Teil der Atemarbeit nur inspiratorisch zu leisten. Die Exspiration erfolgt auf Grund der Retraktionskraft des Thorax-Lungen-Systems passiv. Ein Teil der potentiellen Energie, die das Thorax-Lungensystem am Ende der Inspiration besitzt, kann während der Exspiration zur Überwindung der Reibungswiderstände genutzt werden. Die Restenergie geht, am wahrscheinlichsten als Wärme, verloren, wird aber sicher nicht von der Atemmuskulatur zurückgewonnen (s. S. 10).

Für eine exakte Bestimmung der Atemarbeit wäre es also notwendig, den absoluten Pleuradruck zu messen. Im Oesophagus ist das sehr problematisch (s. S. 16). Zwar gibt es Ansätze, dieses Problem zu lösen (ULMER et al. 1966, WELLER u. REIF 1965, MILIC-EMILI 1964b). Zunächst ist es jedoch entscheidend, daß praktisch alle bisher vorliegenden Messungen, insbesondere die bei Säuglingen und Kleinkindern, von der Auswertung relativer Druckdifferenzen ausgehen. Ein Vergleich der eigenen Untersuchungsergebnisse ist daher nur möglich, wenn an den Voraussetzungen festgehalten wird, die bislang üblich waren. Auf weite Sicht zeichnet sich allerdings die Notwendigkeit ab, die zur Zeit verfügbaren Daten über den Energieaufwand der Atemmuskulatur noch einmal zu überprüfen. Um so begründeter ist es darum, zunächst nur von *objektivierbarer Atemarbeit* zu sprechen.

Die Interpolation der objektivierbaren Atemarbeit läßt sich durch Konstruktion von zwei Nomogrammen aus den Gl. (19) und (21) noch wesentlich vereinfachen.

Nomogramm I (Abb. 29) dient dazu, aus Druckdifferenz und Atemminutenvolumen den mittleren Atemwiderstand zu bestimmen. Der Gültigkeitsbereich des Nomogramms kann durch Multiplikation der Werte an den Außenleitern mit freien Beiwerten beliebig erweitert werden.

Nomogramm II (Abb. 30) führt danach über Widerstand und Atemminutenvolumen zur objektivierbaren Atemarbeit.

Sowohl der mittlere Atemwiderstand als auch die objektivierbare Atemarbeit lassen sich demnach letztenendes auf zwei Variable, nämlich Druckamplitude und Atemminutenvolumen zurückführen. Das wird offensichtlich, wenn man die Gl. (19) und (21) miteinander verbindet. Die Substitution von $\bar{R}$ in (21) gemäß (19) führt zu

$$A/\text{min} = 0{,}66 \cdot \Delta P \cdot \text{AMV} \tag{22}$$

Die Atemarbeit kann also durchaus auch direkt aus Druckamplitude und Atemminutenvolumen berechnet werden. Damit ist bewiesen, daß die eingangs zitierte Formel (COOK et al. 1957) zur Bestimmung der Atemarbeit

$$A/\text{min} = 0{,}6 \cdot \Delta P \cdot \text{AMV} \tag{1}$$

für ein bestimmtes Verhältnis von $P_{E_{00}}$ und P_{R_0} gilt. (Abb. 24) Der Proportionalitätsfaktor 0,6 statt 0,66 wirkt sich lediglich auf die Größe des

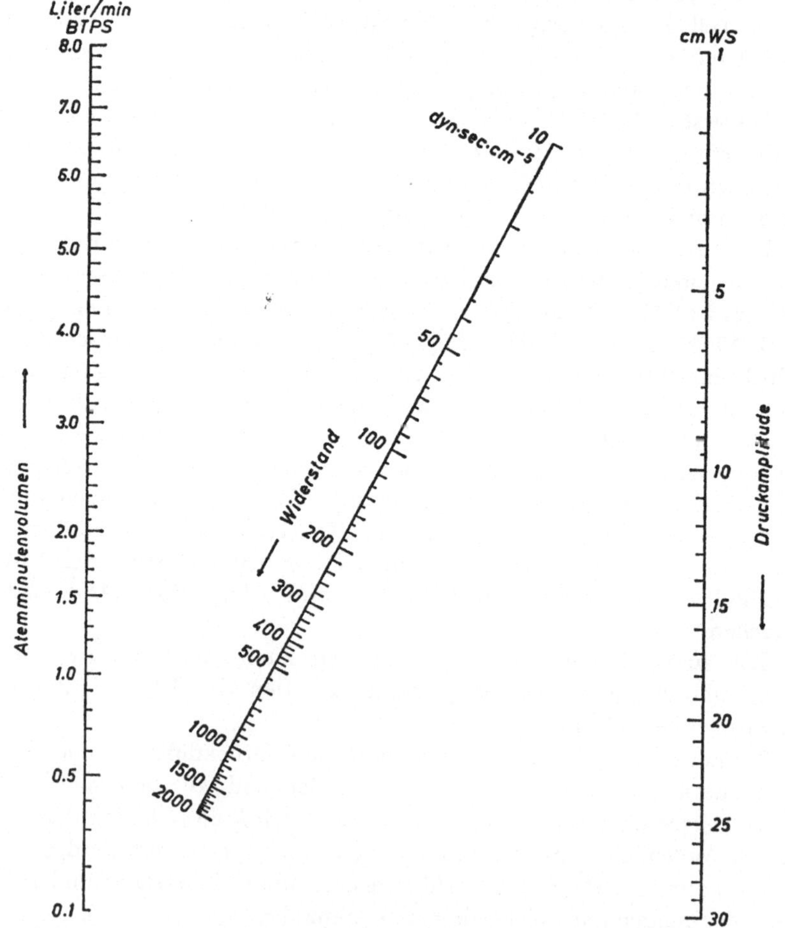

Abb. 29. Nomogramm I zur Bestimmung des mittleren Atemwiderstandes aus Oesophagus- bzw. Beatmungsdruckamplitude und Atemminutenvolumen

durchschnittlichen Fehlers aus, ändert aber nichts an dem prinzipiellen
Zusammenhang. Man könnte daher ebensogut ein Nomogramm zur Interpolation der Atemarbeit aus Druckdifferenz und Atemminutenvolumen
entwickeln.

Die Einschaltung einer Zwischengröße, etwa in Form des mittleren
Widerstandes, ist jedoch zweckmäßig, weil dadurch ein Vergleich verschiedener Meßdaten erleichtert wird. Die Höhe der Atemarbeit hängt
nicht nur vom Druck bzw. Widerstand, sondern ebenso von der Größe der
Ventilation ab. So kann es sich bei praktischen Messungen ergeben, daß
trotz offensichtlicher Erhöhung des Atemwiderstandes die Atemarbeit
konstant oder sogar geringer wird, weil sich die Ventilation vermindert. In

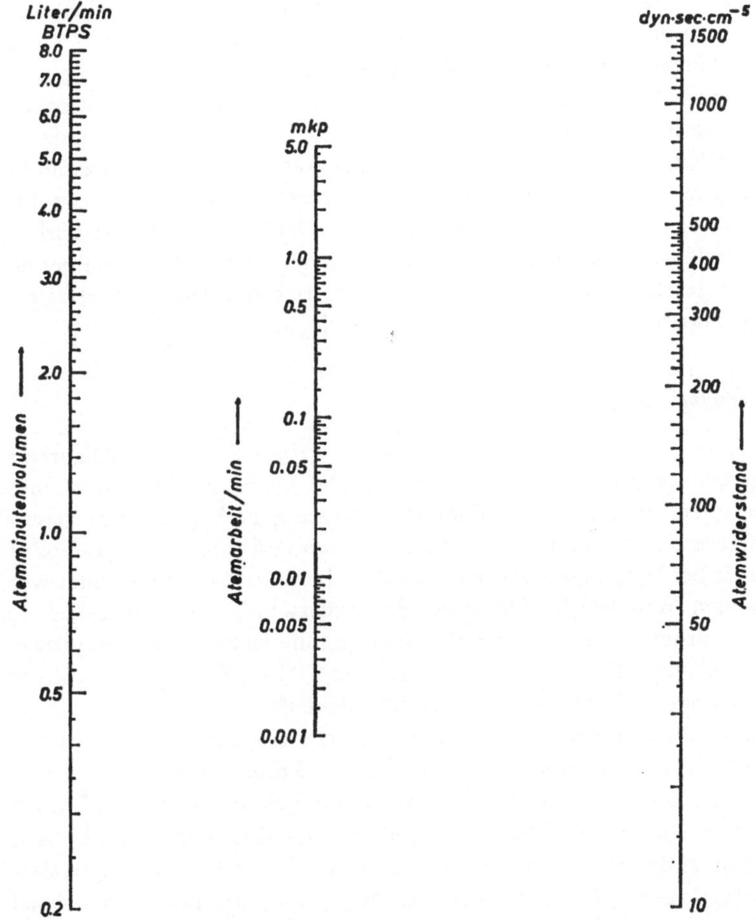

Abb. 30. Nomogramm II zur Bestimmung aber objektivierbaren Atemarbeit pro
Minute aus dem mittleren Atemwiderstand und dem Atemminutenvolumen

diesen Fällen ist es einfach, mit nomographischer Rechenhilfe (Abb. 30) diejenige Arbeit zu interpolieren, die bei dem gemessenen mittleren Widerstand, jedoch für ein normales oder irgend ein beliebiges Ventilationsvolumen geleistet werden müßte.

Dabei ist hervorzuheben, daß auch der mittlere Widerstand durch eine andere Dimension, etwa durch das Verhältnis Arbeit pro Volumeneinheit (pcm/ml) bezeichnet werden könnte (s. S. 30). Eine Verbindung mit Gl. (1) zu Nomogrammen würde retrospektiv zu dem gleichen Ziel führen wie die Dimension $dyn \cdot sec \cdot cm^{-5}$. Diese Möglichkeiten sind jedoch erst nachträglich aus der Gegenüberstellung von direkter und indirekter Interpolation (Abb. 24) einzusehen. Es erscheint deshalb sinnvoll, an den Größen festzuhalten, die sich aus dem primären Ansatz ergeben haben.

An der praktischen Konsequenz ändert sich nichts. Die Arbeitsleistung der Atemmuskulatur, soweit sie in Druckschwankungen und Volumenbewegungen objektivierbar ist, kann also größenordnungsmäßig auch mit einfachen Meßeinrichtungen bestimmt werden. Die Oesophagusdruckmessung läßt sich leicht mit einer üblichen spirometrischen Untersuchung verbinden. Eine Gasuhr (Volumeter) zur Registrierung des Atemminutenvolumens und ein mechanischer Druckmesser zur Anzeige der Druckamplitude sind an jedem Narkoseapparat oder Beatmungsgerät vorhanden. Damit besteht sehr wohl die Möglichkeit, die Atemarbeit häufiger als das bisher geschieht, im klinischen Routinebetrieb quantitativ zu erfassen und in diagnostische und therapeutische Überlegungen einzubeziehen.

Zusammenfassung

Üblicherweise wird die Atemarbeit aus Druck-Strömungs-Diagrammen, sogenannten Atemschleifen, bestimmt. Das Verfahren ist relativ umständlich oder an das Vorhandensein aufwendiger Apparaturen gebunden. Außerdem ist es bei hohen Atemfrequenzen und steilen Druckamplituden, wie sie bei Säuglingen und Kleinkindern besonders oft beobachtet werden, zuweilen unmöglich, minimale Phasenverschiebungen zwischen Oesophagusdruckkurve und Pneumotachogramm während der Registrierung auszuschalten. Bereits Zeitdifferenzen von 0,02 sec führen unter Umständen zu sichtbaren Verfälschungen der Atemschleifen.

So ist es naheliegend, frühere Versuche anderer Autoren erneut aufzugreifen, um die Atemarbeit auf einfache Weise zu ermitteln.

Zunächst wird in Form einer mathematischen Analyse am Modell der harmonischen Schwingung sowie anhand von eigenen Meßergebnissen der Zusammenhang zwischen Ventilation, mechanischen Widerständen des Thorax-Lungen-Systems und Atemarbeit aufgezeigt. Dabei erweist sich die im Schrifttum zwar bereits mehrfach angegebene, bislang jedoch theoretisch nicht überzeugend begründete Interpolation der Atemarbeit aus dem

Produkt von Druckamplitude und Atemminutenvolumen als hinreichend genau.

Allerdings wird aus grundsätzlichen Erwägungen und um die so gewonnenen Ergebnisse von anderen Auswertungsverfahren abzuheben, lediglich von *objektivierbarer Atemarbeit* gesprochen. Unter Druckamplitude ist die Differenz zwischen Maximum und Minimum der Oesophagus- bzw. der Beatmungsdruckkurve zu verstehen.

Der Interpolationsfehler ist im wesentlichen von dem Verhältnis zwischen elastischen und viskösen Widerständen des Thorax-Lungen-Systems abhängig. Außerdem spielt der Verlauf der Atemstromstärke eine Rolle, wobei sich das Pneumotachogramm im theoretischen Grenzfall entweder einer Sinuskurve oder einer Rechteckkurve nähert. Die Abweichungen gegenüber dem Ergebnis aus planimetrierten Atemschleifen liegen zwischen $\pm 30\%$, können aber durch Korrekturen entsprechend einem speziellen Fehlerdiagramm auf ± 10–20% reduziert werden.

Um die Resultate ungleicher Meßsituationen vergleichen zu können, ist es notwendig, die jeweiligen Meßwerte der Atemarbeit auf gleiches Ventilationsvolumen zu beziehen. Hierzu ist die Kenntnis der Thorax-Lungen-Widerstände unerläßlich. Die Interpolation der Atemarbeit erlaubt keine Trennung der elastischen von der viskösen Atemarbeit. Auch die Bestimmung von Compliance und Resistance ist mit dem vereinfachten Verfahren nicht möglich.

Man kann jedoch ebenfalls aus Druckamplitude und Atemminutenvolumen einen Meßwert berechnen, mit dem die Widerstände des Thorax-Lungen-Systems pauschal erfaßt werden. Um zum Ausdruck zu bringen, daß hierbei kein direkter Rückschluß auf das Verhältnis zwischen elastischen und viskösen Widerständen möglich ist, wird lediglich vom *mittleren Widerstand* gesprochen. Aus praktischen Gründen erscheint die Dimension $\text{dyn} \cdot \text{sec} \cdot \text{cm}^{-5}$ am zweckmäßigsten.

Die Interpolation von objektivierbarer Atemarbeit und mittlerem Widerstand aus Druckamplitude und Atemminutenvolumen wird durch Konstruktion von zwei Nomogrammen noch weiter vereinfacht.

Summary

Respiratory work is usually estimated from pressure-volume diagrams (respiratory loops). This procedure is very time-consuming or depends on special apparatus, which is not commonly available. Moreover in infants and small children high respiratory frequencies and steep amplitudes of pressure tracings are not unusual. Under these conditions it is impossible, to eliminate small phase differences between the simultaneous records of oesophageal pressure and pneumotachogram. Only differences of 0.02 sec may produce significant errors of respiratory loops.

For this reason former efforts of other authors were continued, to estimate respiratory work by a more simplified way. Assuming the velocity pattern of respiratory air flow to be a sine wave, the relation between ventilation, mechanical resistance to breathing and respiratory work is demonstrated by mathematical analysis and illustrated by some own records. From this it can be seen, that interpolation of respiratory work from the product of pressure amplitude and minute volume is acceptable indeed. This has been proposed by other authors without convincing supporting evidence. Pressure amplitude means the whole pressure swing, that is the difference between maximum and minimum of pressure tracings either intraoesophageally under spontaneous respiration or close to the mouth under artificial respiration. Because of fundamental considerations and in order to separate this procedure from other conventional methods, the results obtained by interpolation are called *measurable respiratory work*.

The error of this estimation mainly depends on the ratio between elastic and viscous resistance of the respiratory system. Moreover the velocity pattern of respiratory air flow is important. Theoretically the pneumotachogram may approximate either a sine wave or a rectangular wave. In this case respiratory work calculated either by interpolation or by construction of respiratory loops differs between $\pm$ 30 %. It is possible, to diminish this error to 10—20 % by corrections according to a special error diagram.

In order to compare the results, obtained under different ventilatory patterns, it is necessary to relate the actually estimated respiratory work to a constant or standard respiratory minute volume. This is not possible, unless the resistance of lungs and airway is known. As the simplified calculation of respiratory work does not allow any direct conclusions as to resistance or compliance, the overall resistance of the respiratory system may be calculated in a similar way from the product of pressure amplitude and respiratory minute volume. In order to stress the fact, that the results do not indicate the ratio between elastic and viscous resistance, the term *average resistance* is used, for which the dimension dyn $\cdot$ sec $\cdot$ cm^{-5} seems to be most adequate.

The interpolation of *measurable respiratory work* and *average resistance* was once more simplified by construction of two nomograms.

II. Methodische Grundlagen

1. Fragestellung

Die spätere Besprechung atemmechanischer Probleme bei Säuglingen und Kleinkindern stützt sich in erster Linie auf eigene Untersuchungen der äußeren Ventilation und der Atemarbeit unter Narkosebedingungen.

Die Fragestellung zu diesen Messungen ergab sich aus klinischen Beobachtungen bei der Kinderanaesthesie (WAWERSIK 1964). Nach wie vor wird im Rahmen eines allgemeinchirurgischen Krankengutes die Mehrzahl der Narkosen auch bei Kindern mittels Maske unter Spontanatmung durchgeführt. Trotz Verwendung eines den anatomischen Verhältnissen speziell angepaßten Instrumentariums (LEIGH u. BELTON 1960, RESSEL 1959, SMITH 1959, BARTH u. MEYER 1965, WAWERSIK u. STRÜWING 1966) kommt es dabei unvermeidlich zu einer Vergrößerung des Totraums und zu Widerstandserhöhungen. Es war zu klären, in welcher Form die kindliche Atmung auf diese Veränderungen reagiert.

Außerdem sollte untersucht werden, wie groß die individuelle Atemarbeit gegen Widerstände des Thorax-Lungen-Systems ist und wie sich die apparative Arbeit gegen Widerstände von Ventilen, Verbindungsstücken und Endotrachealkathetern dazu verhält.

Es ist zwar bekannt, inwieweit zwischen verschiedenen Geräten Unterschiede des Totraums und des Strömungswiderstandes bestehen (BARTH u. MEYER 1965, GLAUSER et al. 1961, HAHN et al. 1964, HENNES u. WALDECK 1963, JENNINGS 1963, PFEIFFER et al. 1962, SCHÖNTHAL et al. 1962, HUTSCHENREUTHER 1962, WAWERSIK u. STRÜWING 1966). Es finden sich dagegen nur vereinzelte Mitteilungen über die normale Atemarbeit bei Säuglingen und Kleinkindern (s. Tab. 11, S. 83) und Untersuchungen über die Relation zwischen individueller und apparativer Atemarbeit unter Narkosebedingungen scheinen überhaupt nicht vorzuliegen.

Schließlich sollte im Hinblick auf diagnostische und therapeutische Probleme der Klinik festgestellt werden, wie groß die Beatmungsarbeit ist, die bei gesunden Kindern bis zum 6. Lebensjahr nach peripherer Atemlähmung durch Muskelrelaxantien vom Beatmungsgerät oder manuell für ein normales Ventilationsvolumen geleistet werden muß.

2. Druckmessung im Oesophagus und Terminologie zur Beschreibung atemmechanischer Befunde

Für den Vergleich von Untersuchungsergebnissen verschiedener Arbeitsgruppen sowie für die Besprechung der eigenen Befunde ist es unerläßlich, daß die Terminologie eindeutig festliegt.

Das Prinzip atemmechanischer Untersuchungen besteht letztenendes in der synchronen Registrierung von Druckschwankungen und Volumenbewegungen. Das Thorax-Lungen-System sowie das zu bewegende Luftvolumen setzen den Atemexkursionen einen bestimmten Widerstand entgegen. Dieser Gesamtwiderstand setzt sich im wesentlichen aus vier Teilwiderständen zusammen:

1. Der Eigenelastizität der Thoraxwand, der Lunge und des Bronchialsystems

2. Den inneren Reibungs- und Deformationswiderständen des Gewebes

3. Dem Reibungswiderstand gegen die ein- und ausströmende Atemluft

4. Den Trägheitswiderständen

Die zur Überwindung dieser Widerstände aufgewendete Kraft ist als Druck meßbar und kann mit Ausnahme des Trägheitswiderstandes, der praktisch zu vernachlässigen ist, beim kooperativen Erwachsenen in den Teilkomponenten oder in ihrer Gesamtheit erfaßt werden.

Auf Grund methodischer Überlegungen scheint es jedoch zweckmäßig, im Rahmen dieser Untersuchung auf die Unterscheidung der einzelnen Widerstandskomponenten zu verzichten. Stattdessen wird unter summarischer Zusammenfassung aller Gegenkräfte lediglich ein sogenannter *mittlerer Atemwiderstand* in $dyn \cdot sec \cdot cm^{-5}$ gemessen (Kap. I, 5c). Der Berechnung dieses Widerstandes liegt die gesamte Amplitude, daß heißt, die Differenz zwischen Maximum und Minimum der Druckkurve zugrunde. Je nachdem, an welcher Stelle und in welcher Richtung der Druck registriert wird, erfaßt man dabei unterschiedliche Teile des Gesamtwiderstandes.

Die üblichen Druckmeßpunkte bei atemmechanischen Untersuchungen liegen im Oesophagus und am Mund.

Der Oesophagusdruck wird mittels luftgefüllter Sonden gemessen. Der Sondenteil, der in den Oesophagus eingeführt wird, ist mit einem dünnwandigen Gummiballon passender Länge überzogen, damit die Sondenöffnungen nicht verstopfen (SCHILDER et al. 1959, FRY et al. 1952, REYNOLDS u. ETSTEN 1966).

Da sich den muskulären und elastischen Kräften der Thoraxwand permanent die Retraktionskräfte der Lunge entgegensetzen, ist der Oesophagusdruck während Spontanatmung inspiratorisch negativ, exspiratorisch positiv gerichtet. Die Retraktionskraft der Lunge ist am Ende der Inspiration größer als am Anfang. Sie überträgt sich als Zug auf den Pleuraspalt bzw. die Oesophagussonde, bewirkt dort eine Ballonerweiterung und wird so als Druckerniedrigung meßbar.

Die im Oesophagus registrierten Druckschwankungen sind unter *Spontanatmung* auf die Kräfte zurückzuführen, die zur Überwindung des Widerstandes der Lunge, der Atemwege und des vorgeschalteten Narkoseapparates bzw. der vorgesetzten Meßeinrichtungen notwendig sind. Die Druckschwankungen am Mund dagegen sind nur von apparativen Widerständen abhängig, während die Differenz zwischen Oesophagusdruck und Munddruck ein Maß für den Widerstand der Lunge und der Atemwege bildet. Der Widerstand, der sich aus dieser Druckdifferenz zwischen Mund und Oesophagus ergibt, wird als *transpulmonaler Atemwiderstand* bezeichnet (COMROE et al. 1964). Die daraus zu berechnende Arbeit ist die *transpulmonale Atemarbeit*.

Demgegenüber resultiert aus dem Munddruck unter Spontanatmung der *apparative Widerstand*. Entsprechend ist unter *apparativer Atemarbeit* diejenige Arbeit zu verstehen, die allein gegen apparative Widerstände geleistet werden muß.

Aus der gesamten Oesophagusdruckamplitude ergibt sich schließlich unter Spontanatmung die Summe von transpulmonaler und apparativer Arbeit. Diese Summe ist keineswegs die Gesamtatemarbeit, da die Widerstände der Thoraxwand unter Spontanatmung nicht erfaßt werden.

Anders sind die Verhältnisse bei *künstlicher Beatmung*. In diesem Fall wird das Thoraxvolumen durch eine von außen wirkende Kraft vergrößert. Diese Kraft wird als *Beatmungsdruck* am Mund gemessen. Da die Retraktionskräfte des Thorax-Lungensystems mit wachsendem Volumen steigen, muß der Munddruck am Ende der Inspiration größer als zu Beginn der Inspiration sein. Die Druckrichtung ist also unter Beatmung inspiratorisch positiv und exspiratorisch negativ (s. Abb. 25). Dabei hängen die Druckschwankungen am Mund jetzt nicht nur von der Dehnbarkeit der Lunge und dem Reibungswiderstand der Atemwege ab, sondern zusätzlich auch von der Dehnbarkeit der Thoraxwand. Der Widerstand, der aus dem Beatmungsdruck ermittelt wird, betrifft deswegen das gesamte Thorax-Lungen-System. Das gleiche gilt, wenn nicht anders bezeichnet, auch für die Beatmungsarbeit. Man spricht in bezug auf Widerstand und Arbeit, soweit sie sich aus dem am Mund gemessenen Beatmungsdruck ergeben, auch vom *transthorakalen Widerstand* bzw. von der *transthorakalen* (Beatmungs)-*Arbeit* (COMROE et al. 1964).

Auch im Oesophagus treten unter Beatmung Druckschwankungen auf, die aber wesentlich kleiner als unter Spontanatmung sind. Diese Druckschwankungen hängen jetzt von den Deformationswiderständen der Thoraxwand ab. Der Widerstand, der sich also unter Beatmung aus dem

Oesophagusdruck berechnen läßt, bezeichnet die *extrapulmonalen Widerstände* des Thorax-Lungen-Systems. Entsprechend bezieht sich die aus dem Oesophagusdruck berechnete Arbeit jetzt auf die *extrapulmonale Beatmungsarbeit*. In diesem Fall ergibt sich die transpulmonale Atemarbeit aus der Differenz zwischen transthorakaler und extrapulmonaler Beatmungsarbeit.

Es sei an dieser Stelle noch einmal betont, daß es sich bei den im folgenden mitgeteilten eigenen Befunden grundsätzlich um mittlere Widerstände in dyn · sec · cm^{-5} handelt (s. Kap. I, 5 c), und daß die Einzelergebnisse der Atemarbeit bzw. Beatmungsarbeit durch Interpolation (s. I, 5a–c) gefunden wurden. Bei der Beurteilung dieser Meßwerte muß eine Fehlerbreite von ± 10% berücksichtigt werden.

3. Pneumotachographie zur Messung der Ventilation

Zur intraoperativen Messung von Ventilationsgrößen eignet sich besonders gut die Pneumotachographie. Diese Methode wird abgewandelt seit mehr als 40 Jahren für klinische Untersuchungen benutzt (FLEISCH 1925, 1954, FRY et al. 1957, HOCHREIN 1931, POLS 1962, SMITH 1964, HÄUSLER et al. 1957, WAWERSIK 1965). Dabei wird im Prinzip die Druckdifferenz registriert, die zwischen zwei Punkten einer von der Atemluft durchströmten Röhre auftritt. Es handelt sich also um ein indirektes Meßverfahren. Da sich die auftretenden Druckdifferenzen zwischen 0–10 mm Wassersäule (WS) bewegen, ist eine sehr exakte Kalibrierung erforderlich, um zuverlässige Ergebnisse zu erhalten.

Die Eichung der Meßrohre (Röhrchenpneumotachograph nach FLEISCH) erfolgt am besten auf dreifache Weise. Zunächst wird der Differenzdruckmesser mittels eines Schrägrohrmanometers (BLOCK 1925, WAWERSIK 1965) auf Druck geeicht. Sodann wird mit Hilfe eines mechanischen Strömungsmessers (Rotameter) ein konstanter Gasstrom von Luft, Sauerstoff oder anderer in Frage kommender Meßstoffe eingestellt und für jeden Meßstoff eine Eichkurve festgelegt, aus der die im Meßrohr auftretende Druckdifferenz bei gegebener Stromstärke hervorgeht (SMITH 1964, WAWERSIK 1965). Schließlich empfiehlt es sich, mittels einer Kolbenpumpe ein geeignetes Volumen periodisch durch das Meßrohr hin und her zu bewegen (HERZOG u. NORLANDER 1966), um die Volumeneichung zu überprüfen und den Dämpfungsgrad, der durch die Transmission zwischen Meßrohr und Druckmesser auftritt, abzustimmen (WAWERSIK 1965).

Trotz subtilster Kalibrierung wirken sich eine Reihe von Störfaktoren auf die Meßergebnisse aus. Dazu gehören vor allem Schwankungen der Temperatur sowie des Wasserdampf- und Kohlensäuregehaltes der Atemluft. Während Narkosen kommt noch eine wechselnde Zusammensetzung des Gasgemisches hinzu. Wirklich konstante Meßbedingungen sind nur durch einen ziemlich großen technischen Aufwand zu erreichen (SMITH

1964). Bei der üblichen Meßanordnung muß mit einer allgemeinen Fehlerbreite von $\pm$ 10% gerechnet werden (WAWERSIK 1965).

Trotz gewisser technischer Schwierigkeiten bietet die Pneumotachographie eine Reihe von Vorteilen. Dazu zählen vor allem der geringe Widerstand sowie der variable Totraum des Meßrohres, das in verschiedenen Größen zur Verfügung steht (WAWERSIK 1965). Es läßt sich außerdem sehr leicht mit jedem Anaesthesiegerät kombinieren, so daß intraoperative Messungen möglich sind, ohne daß der Narkoseablauf gestört wird. Durch vorübergehende Entfernung von Ventilplättchen oder Reduzierung der Frischgaszufuhr ist außerdem eine Abstimmung des Widerstandes nachgeschalteter Narkoseventile möglich, so daß der Gesamtwiderstand der Meßanordnung dem normalen apparativen Widerstand entspricht. Das ist im Hinblick auf spätere Rückschlüsse bezüglich der Relation von individueller und apparativer Atemarbeit wünschenswert.

4. Die Meßsituation unter Narkosebedingungen

Eine der größten Schwierigkeiten bei Ventilationsuntersuchungen im Kindesalter liegt darin, für eine genügend lange Zeit eine stabile Atmung zu erreichen. Säuglinge und Kleinkinder wenigstens bis zum 3. Lebensjahr werden sehr leicht durch äußere Einflüsse irritiert, so daß der Kontakt mit Meßeinrichtungen praktisch immer zu Veränderungen des Atemtyps führt.

Dieses Problem entfällt in Narkose, da hier emotionelle Faktoren ausgeschaltet sind. Das sollte sich auf die Streuung der Meßergebnisse günstig auswirken.

Allerdings wird dieser Vorteil durch einen Nachteil erkauft. Jedes Narkoticum besitzt eine atemdepressorische Wirkung, die in Abhängigkeit von der individuellen Empfindlichkeit sehr unterschiedlich sein kann. Damit erhebt sich die Frage, ob es statthaft ist, beim narkotisierten Kind eine repräsentative Meßsituation ohne Kontrolle der alveolaren Ventilation festzulegen. Diesen Bedenken steht die Erfahrung entgegen, daß es in der Praxis durchaus möglich ist, während einer 30–60 min dauernden Operation auch ohne Blutgasanalysen zu beurteilen, ob eine Narkose unauffällig verläuft. Man stützt sich dabei üblicherweise auf die grob qualitative Beobachtung des Allgemeinzustandes, das heißt einer empirischen Situation befriedigender Narkosetiefe, die durch enge Pupillen, Schmerztoleranz, gute Muskelentspannung und regelmäßige Atmung charakterisiert ist.

Das wichtigste Kriterium bietet dabei die Reaktion der Atmung auf Schmerzreize. Besonders bei Kindern ist in dieser Hinsicht ein sehr konstanter Narkoseverlauf festzustellen.

Nach Prämedikation mit Atropin (0,02–0,05 mg/kg K.G.) und Pethidin (1 mg/kg K.G.) sowie Einleitung der Narkose mit Lachgas-Sauerstoff im Verhältnis 1/3 unter Zusatz von Halothan (im Anfang 3–4 Vol.-%, danach

1–1,5 Vol.-%) beobachtet man eine ruhige, gleichmäßige Atmung, die manchmal vertieft ist (Abb. 31), zuweilen aber auch relativ flach erscheint (Abb. 32).

In diesem Stadium des unbeeinflußten narkotischen Schlafes könnten Zweifel darüber bestehen, ob die Ventilation nicht infolge einer narkose-

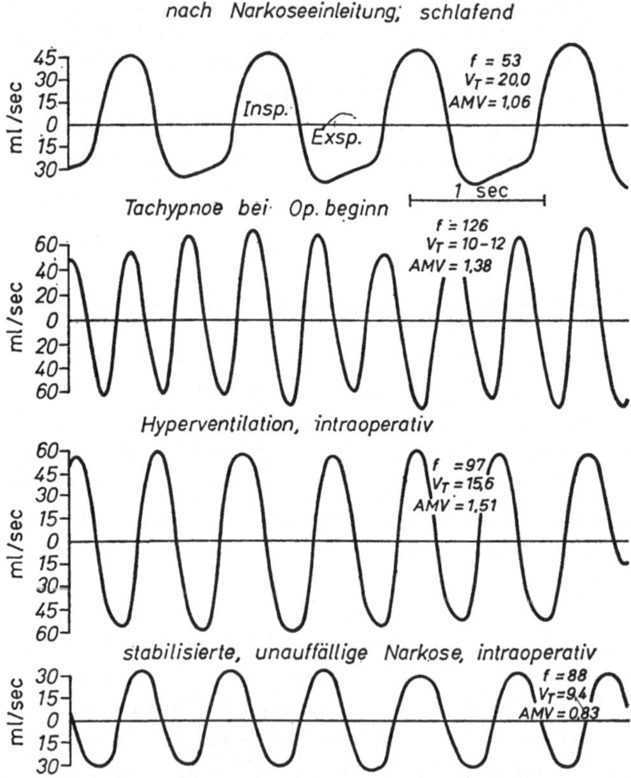

Abb. 31. U. S., 16 Mo., 3130 g – Reaktion der Spontanatmung während Masken-narkose – Pneumotachogramme (V_T in ml BTPS, AMV in l/min BTPS)

bedingten Atemdepression vermindert ist. Dies ist der Zeitpunkt, wo sich die Schmerzreaktion als bester Indikator für die Narkosetiefe erweist. Mit dem Beginn der Operation kommt es regelmäßig zu einer starken Ventilationssteigerung und vor allem beim Säugling zu einer extremen Erhöhung der Atemfrequenz (Abb. 31). Die Narkose wird jetzt unter Fortgang der Operation weiter vertieft. Dabei stellt sich schließlich ein stabiler, durch ruhige, gleichmäßige Atmung und Schmerztoleranz gekennzeichneter Zustand ein.

Dies ist der Moment, in dem Messungen der Ventilation und der Atemmechanik vorgenommen werden können, ohne daß die hierfür notwendigen Manipulationen zu einer wesentlichen Veränderung der Spontanatmung führen.

Zwischen Maske und Narkoseventil wird ein pneumotachographisches Meßrohr geschaltet. Zur Registrierung des Oesophagusdruckes wird eine luftgefüllte Ballonsonde nasopharyngeal bis kurz vor die Cardia geschoben. Der Munddruck wird über eine seitliche Ableitung der Narkosemaske gemessen.

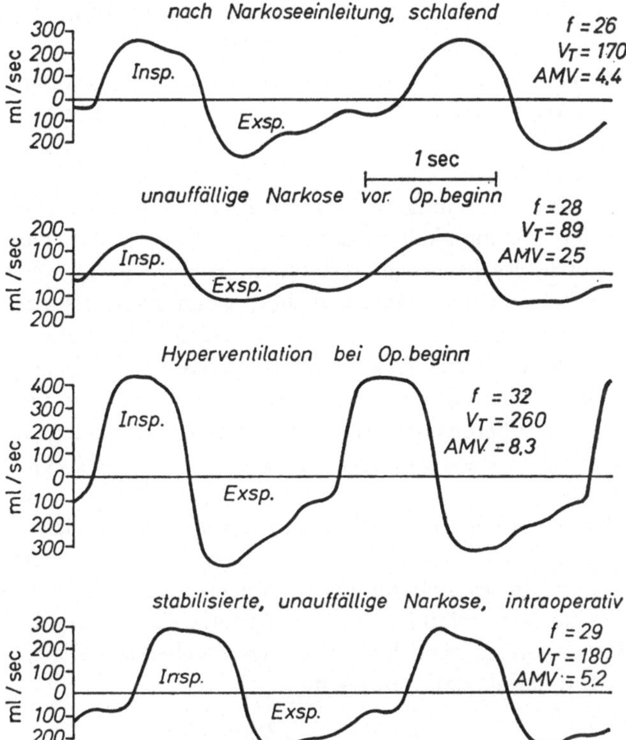

Abb. 32. L. L., 7 Jahre, 24 kg – Reaktion der Spontanatmung während Maskennarkose – Pneumotachogramme (V_T in ml BTPS, AMV in l/min BTPS)

Nach abgeschlossener Untersuchung während Spontanatmung werden die Kinder unter Muskelrelaxation mit Succinyl-bis-cholin orotracheal intubiert und mit einem der Spontanatmung möglichst ähnlichen Ventilationsvolumen manuell beatmet. Der Beatmungsdruck wird jetzt über eine seitliche Ableitung des Endotrachealkatheters unmittelbar über dem Kehlkopf gemessen, so daß der apparative Widerstand auf ein Minimum reduziert ist.

5. Zusammensetzung des untersuchten Kollektivs und statistische Bearbeitung der Befunde

Im Rahmen der vorliegenden Fragestellung kommt es bei der Bearbeitung der gesammelten Meßwerte in erster Linie darauf an, die Abhängigkeit der jeweiligen Ergebnisse von bestimmten, für das gegebene Kollektiv charakteristischen, unabhängigen Variablen in befriedigender Weise darzustellen. Die statistische Untersuchung wird sich also im wesentlichen auf die Berechnung von Regressionskurven konzentrieren. Dabei gibt es von vornherein keinen Zweifel darüber, daß das Resultat der Regressionsrechnung um so exakter sein wird, je vollständiger die Einfluß nehmenden unabhängigen Größen berücksichtigt werden.

In diesem Fall handelt es sich um die Untersuchung von Kindern unterschiedlichen Alters und Entwicklungsstandes. Die jeweiligen Meßgrößen werden also vor allem vom Lebensalter, vom Körpergewicht und von der Körpergröße abhängen.

Nun ist die Berechnung mehrfacher Regressionen, das heißt die Bestimmung der Abhängigkeit zwischen mehr als zwei Variablen mit einer ziemlich großen Rechenarbeit verbunden. Außerdem ist die graphische Darstellung bei weitem unanschaulicher, wenn mehr als zwei Variable berücksichtigt werden. Deshalb wäre es durchaus wünschenswert, mit nur einer unabhängigen Variablen auszukommen. Es gilt darum zu prüfen, wie groß die Einbuße an Genauigkeit ist, wenn nur eine einfache Regression berechnet wird. Außerdem ist festzustellen, welche der in Frage kommenden unabhängigen Variablen am zweckmäßigsten ist: Alter, Gewicht oder Körpergröße?

Zunächst sei ohne nähere Ausführung mitgeteilt, daß der direkte Rechengang bei den eigenen Untersuchungen zu keinem befriedigenden Ergebnis führt, da es sich durchweg um eine nicht lineare Regression handelt. Es ist aber möglich, durch Logarithmierung der Urwerte eine lineare Regression zu erreichen. Die sich ergebenden Gleichungen entsprechen dann der allgemeinen Form

$$\log Y = a + b \log X$$

bzw. nach Rücktransformation

$$Y = a X^b$$

Dabei sind X die jeweils unabhängige und Y die jeweils abhängige Variable.

Für die unabhängige Variable X muß eine Größe gewählt werden, die einerseits den Entwicklungsstand der untersuchten Kinder hinreichend gut erfaßt, die aber andererseits auch bei Abweichungen einer oder mehrerer Größen von der Norm, zum Beispiel bei sehr großen aber untergewichtigen oder sehr kleinen aber übergewichtigen Kindern noch zu einer annehmbaren Schätzung des Erwartungswertes führt.

Tabelle 1. *Regressionsgleichungen zwischen Alter, Körpergewicht, Körpergröße, Atembubvolumen und Atemarbeit (auf $n = 100$ bereinigtes Kollektiv)*

Variable	Regressionsgleichung	Standardabweichung $s_{y.x}$	Korrelationskoeffizient r
Alter (J.), Gewicht (G.)	$\log J. = 2{,}057 \log G. - 0{,}026*$	: 1,64	0,93
Größe (H.), Gewicht (G.)	$\log. H. = 1{,}477 + 0{,}426 \log G.$	: 1,07	0,96
Atemarbeit (A.), Größe (H.), Gewicht (G.)	$\log A. = 6{,}477 - 2{,}110 \log H. + 1{,}715 \log G.$		
Atemarbeit (A.), Gewicht (G.)	$\log A. = 3{,}329 + 0{,}814 \log G.$	: 1,38	0,84
Atemarbeit (A.), Größe (H.)	$\log A. = 1{,}023 + 1{,}637 \log H.$	: 1,51	0,74
Atemhubvolumen (V_T), Größe (H.) Gewicht (G.)	$\log V_T = 3{,}264 - 1{,}847 \log H. + 2{,}022 \log G.$		
Atemhubvolumen (V_T), Gewicht (G.)	$\log V_T = 0{,}537 + 1{,}234 \log G.$	: 1,34	0,93
Atemhubvolumen (V_T), Größe (H.)	$\log V_T = 2{,}572 \log H. - 3{,}130$	: 1,51	0,85

* Ergebnis nach Rücktransformation mit 10^{-2} multiplizieren

4*

Das hier untersuchte Kollektiv umfaßte 105 Kinder. Da dem Entwicklungsstand von vornherein mehr Bedeutung beigemessen wurde als dem Lebensalter, erfolgte die obere Begrenzung der Auswahl nach dem Körpergewicht. Nach größeren Tabellen (Geigy) können Kinder im 6. Lebensjahr bis zu 27 kg wiegen. Auf diese Weise ergab es sich, daß drei der in die Untersuchung einbezogenen Kinder älter als 6 Jahre waren.

Das größte Kind wog 25,8 kg, das kleinste 2,5 kg, das jüngste war 4 Wochen alt, das älteste 9 Jahre. Es handelte sich ausschließlich um lungengesunde, fieberfreie Kinder und vorwiegend kürzere operative Eingriffe wie Leistenhernien, Orchidopexien, Hämangiomexstirpationen, Frakturrepositionen usw.

Um zu beurteilen, welche unabhängige Variable am geeignetsten ist, wurde aus den gefundenen Meßwerten zunächst die einfache Regression zwischen Alter, Gewicht, Größe und Gewicht, Atemhubvolumen und Gewicht, Atemhubvolumen und Größe, Atemarbeit und Gewicht, Atemarbeit und Größe sowie die mehrfache Regression zwischen Atemarbeit, Gewicht, Größe und Atemhubvolumen, Gewicht, Größe berechnet (Tab. 1).

Es bestätigt sich die Vermutung, daß der Entwicklungsstand gleichaltriger Kinder in relativ weiten Grenzen schwankt. Trotz guter Korrelation (0,93) zwischen Alter und Körpergewicht ist die Streuung ziemlich groß. So kann zum Beispiel ein 10 kg wiegendes Kind zwischen 7 bis 20 Monate alt sein (Standardabweichung).

Demgegenüber ist die Beziehung zwischen Körpergewicht und Größe sehr viel enger. Zum Beispiel ergibt sich für ein Kind von 10 kg eine durchschnittliche Körpergröße von 80 cm, wobei 70% aller Werte zwischen 75 bis 85 cm liegen. Man könnte zunächst schließen, daß es im Prinzip bedeutungslos ist, ob die Korrelation zum Gewicht oder zur Körpergröße erfolgt.

Die Berechnung der mehrfachen Regression für Atemhubvolumen und Atemarbeit (Tab. 1 u. 2) zeigt jedoch, daß bei Benutzung nur einer unabhängigen Variablen Gewicht und Größe keineswegs zu identischen Resultaten führen (Tab. 2).

Im konkreten Fall wurden die Regressionsgleichungen (Tab. 1) für ein Kind von 10 kg bei einer Körpergröße von 80 cm durchgerechnet. Dabei gilt das Ergebnis aus der mehrfachen Regressionsgleichung (G.H.) als optimale Schätzung (Tab. 2).

Man sieht, daß die Berechnung nur aus dem Gewicht (G.) oder nur aus der Körpergröße (H.) zu einer Unterschätzung des Erwartungswertes führt. Diese Unterschätzung ist bedeutungslos, solange Gewicht und Größe dem Durchschnitt entsprechen. Nun sind aber nicht alle Kinder von normaler Körperkonstitution und es wäre durchaus denkbar, daß ein kleines aber adipöses Kind andere Sollwerte hat als ein großes, schlankes Kind.

Tabelle 2. *Berechnung von Atemhubvolumen und Atemarbeit aus den entsprechenden Gleichungen für einfache (G. bzw. H.) und mehrfache (G.H.) Regression.*

Es bedeuten G .= Berechnung aus dem Körpergewicht, H. = Berechnung aus der Körpergröße, G.H. = Berechnung aus Gewicht und Größe, hier einmal bei variabler Größe (85–90–95cm) aber konstantem Gewicht und das andere Mal bei variablem Gewicht (11–12–13 kg) aber konstanter Größe.

Gewicht (G.) kg	Größe (H.) cm	Atemhubvolumen ml	Atemarbeit pcm/min
10	80	59,1 (G.)	1392 (G.)
		58,1 (H.)	1375 (H.)
		59,2 (G., H.)	1502 (G., H.)
11–12–13	80	66,3–73,8–81,5 (G.)	1502–1611–1733 (G.)
		71,4–86,9–100,4 (G., H.)	1765–2022–2356 (G., H.)
10	85–90–95	67,8–78,6–90,6 (H.)	1516–1666–1824 (H.)
		52,9–47,5–43,0 (G., H.)	1323–1172–1043 (G., H.)

Das Ergebnis der Regressionsrechnung (Tab. 2) bestätigt diese Vermutung. Nimmt man an, daß bei konstanter Körpergröße (80 cm) das Gewicht zunimmt (11–12–13 kg), so erhöhen sich auch die Erwartungswerte für Atemhubvolumen und Atemarbeit. Die Zunahme ist für stark adipöse Kinder sehr viel größer, als das nach Berechnung nur aus dem Körpergewicht zu erwarten wäre. Bei übergewichtigen Kindern führt die einfache Korrelation zum Körpergewicht also zu einer deutlichen Unterschätzung des Erwartungswertes.

Umgekehrt stellt sich heraus, daß Atemhubvolumen und Atemarbeit kleiner werden, wenn bei konstantem Körpergewicht (10 kg) die Größe zunimmt (85–90–95 cm). Bei einfacher Korrelation nur zur Körpergröße resultiert dagegen in diesem Fall eine erhebliche Überschätzung des Erwartungswertes.

Zwar führt auch die Korrelation zum Körpergewicht bei schlanken, hochgewachsenen Kindern zu einer Überschätzung der Erwartungswerte. Der Fehler ist aber weitaus kleiner (Tab. 2).

Insgesamt ist festzustellen, daß die einfache Regressionsrechnung um so ungenauer ist, je mehr die Kinder vom normalen Konstitutionstyp abweichen. Dabei ergeben sich aus der Körpergröße unter Umständen unbrauchbare Resultate.

Das Körpergewicht dagegen führt bei normaler Konstitution zu einer durchaus befriedigenden Schätzung der Erwartungswerte. Soweit die Berechnung für Atemhubvolumen und Atemarbeit einen allgemeinen Schluß zuläßt, ist die Korrelation durchweg besser als zur Körpergröße (Tab. 1). Bei Abweichungen vom normalen Konstitutionstyp bleibt der Fehler in tragbaren Grenzen. Begnügt man sich also mit einer einfachen Regression, dann ist das Körpergewicht bei der gegebenen Fragestellung und für das hier untersuchte Kollektiv die am besten geeignete Bezugsgröße.

III. Ventilation

1. Einleitung

Das wesentliche Ziel atemmechanischer Untersuchungen besteht neben der Differenzierung von elastischen und viskösen Widerständen des Thorax-Lungen-Systems vor allem in der Bestimmung der Atemarbeit. Ein Urteil über eventuelle Abweichungen vom Normalbereich ist jedoch nur dann möglich, wenn die Messungen bei normaler Ventilation erfolgen, oder wenn die Ergebnisse auf normale Ventilationswerte zurückgeführt werden.

Da sich die Atemarbeit aus dem Produkt von Druck und Volumen ergibt, hängen die aktuellen Meßwerte nur zum Teil von den mechanischen Eigenschaften der Brustwand und der Lungen ab. Zum anderen Teil werden sie von Umfang und Form der äußeren Ventilation, also dem Atemminutenvolumen bzw. der maximalen inspiratorischen und exspiratorischen Atemstromstärke sowie von Frequenz und Hubvolumen bestimmt.

Während der Normalbereich spirometrischer Meßwerte für Erwachsene seit langem festliegt, sind entsprechende Untersuchungen bei Säuglingen und Kleinkindern bisher nur vereinzelt und an relativ kleinen Kollektiven durchgeführt worden (Tab. 3). Das mag zum Teil an den besonderen technischen Schwierigkeiten bei Untersuchungen in diesem Lebensalter liegen. In mancher Hinsicht dürfte auch der Umstand eine Rolle spielen, daß nur noch eine bedingte klinische Notwendigkeit für spirometrische Untersuchungen bei kleinen Kindern besteht. Einerseits scheidet die übliche Spirometrie als diagnostische Hilfe weitgehend aus, weil eine zuverlässige Kooperation kaum vor dem 5.–6. Lebensjahr zu erreichen ist. Andererseits bietet die Beobachtung der äußeren Ventilation kein sicheres Kriterium für die alveolare Ventilation bzw. den Gaswechsel. Störungen in dieser Richtung sind heute leicht und mit befriedigender Zuverlässigkeit durch Blutgasanalysen festzustellen (Blystad 1956, Cassels u. Morse 1953, Gandy et al. 1964, Miller et al. 1957, Riegel 1963, Wulf 1958, 1960, Graham u. Wilson 1955, Stahlmann u. Meece 1957, Weisbrot et al. 1958, Oliver et al. 1961, Bartels u. Wenner 1965, Wenner et al. 1957, Proença u. Wenner 1962).

Trotzdem gibt es, abgesehen von dem Zusammenhang zwischen Atemarbeit und Ventilation, nach wie vor bestimmte klinische Aspekte, unter denen es durchaus wünschenswert wäre, über spirometrische Normalwerte bei Säuglingen und Kleinkindern zu verfügen. Hierzu zählen vor allem

Tabelle 3. *Ventilationsgrößen bei Säuglingen und Kleinkindern – ausgewählte Zahlen aus dem Schrifttum, teilweise nach Abbildungen interpoliert*

Alter	Bemerkungen	AMV ml	V_T ml	Frequenz pro min	insp. Stromstärke ml/sec	exsp. Stromstärke ml/sec	V_D ml	V_D/V_T	alv. Ventilation ml	Autoren
Frühgeb. $\leq$ 10 Tg.	1,39–2,35 kg	205– 564		20– 62						Cross u. Oppé 1952
Frühgeb. $\leq$ 14 Tg.	1,85–2,46 kg	420– 710	8,8–22,3	22– 54						Miller u. Smull 1957
Frühgeb. $\leq$ 14 Tg.	1,38–2,37 kg	436– 658	4,8–18,9	26–102						Miller u. Smull 1957
Frühgeb. $\leq$ 14 Tg.	1,10–2,33 kg	382– 679	2,7–16,7	25– 97						Miller u Smull 1957.
Frühgeb. $\leq$ 14 Tg.	1,47–2,15 kg	245– 456	8,1–14,8	22– 43						Cross et al. 1957
Neugeb. $\leq$ 11 Tg.	Norm. Gewicht	333– 684	13,0–20,0	24– 38						Cross et al. 1957
Neugeb. $\leq$ 3 Tg.	Norm. Gewicht	365– 894	13.3–21.8	25– 61						Boutourline-Young u. Smith 1950
Frühgeb.	1,55–2,19 kg	281– 581	8,4–17,3	23– 47						Boutourline-Young u. Smith 1950
Neugeb. $\leq$ 7 Tg.	1,88–3,75 kg	290– 845	6,0–21,0	27– 51			1,7– 7,7	0,13–0,55	241–581	Cook et al. 1955
Neugeb. $\leq$ 7 Tg.	2,4 –3,8 kg	459– 704	9,0–25,0	24– 54	44–111					Cook et al. 1957*
Neugeb. $\leq$ 11 Tg.	2,3 –3,96 kg	490– 980	12,3–31,5	24– 50	33– 65	22– 50				Swyer et al. 1960
Neugeb. $\leq$ 24 Std.	Norm. Gewicht	634–1400								Roberts u. Please 1958
Neugeb. $\leq$ 4 Tg.	1,8 –3,8 kg	150– 760	4,3–15,2	32– 80				0,07–0,40	117–627	Stahlmann u. Meece 1957
Neugeb. $\leq$ 12 Tg.	Norm. Gewicht	443– 678	9,2–21,9	28– 63			2,4–12,9	0,2 –0,7	224–369	McIlroy u. Tomlinson 1955
Neugeb. $\leq$ 37 Std.	RDS	288–1310	6,0–19,0	24–100						Karlberg et al. 1954
Neugeb. $\leq$ 11 Tg.	Norm. Gewicht	501–1476	9,5–25,9	28– 72						Hahn et al. 1962
Neugeb. $\leq$ 11 Tg.	Norm. Gewicht				26,6–100,0	25,0–68,0				Hahn u. Blömer 1962
Neugeb. $\leq$ 74 Std.	1,13–3,74 kg	154–1078	4,5–22,8	16– 61			0,5– 6,5	0,06–0,36	98–636	Nelson et al. 1962
Neugeb. $\leq$ 8 Tg.	Norm. Gewicht	375–1220	12,6–24,5	24– 62			6,0–15,1	0,32–0,60	194–611	Strang 1961
Säuglinge $\leq$ 2,2 Mo.	$\leq$ 4 kg	490–1220	9,3–29,7		23–108	22– 80				Oliver et al. 1959
Säuglinge $\leq$ 8,9 Mo.	$\leq$ 9 kg	590–2580	13,8–56,0		37–155	20–125				Oliver et al. 1959
Säuglinge $\leq$ 3 Mo.	in Narkose	800–2200	20,0–44,0							Freemann et al. 1964
Säuglinge $\leq$ 8 Mo.	unter Sedierung	356–2244	16,2–34,3	22– 68			3,4– 9,6	0,12–0,30		Lees 1964*
Säuglinge $\leq$ 1 J.	$\leq$ 11 kg	600–2376	19,0–68,0	26– 60						Krieger 1963
Kinder 1–2 Jahre	$\leq$ 11,8 kg	1022–2560	29,0–66,0	28– 40						Krieger 1963
Säuglinge < 1 J.		754–1476	9,5–28,0	28– 87						Blömer u. Hahn 1962
Kinder 2–6 Jahre		2321–5280	77–275	11– 30						Blömer u. Hahn 1962
Kinder 6–18 Mo.	in Narkose	3500–4300	64–131	33– 55						Hall 1955
Kinder 2–6 J.	in Narkose	4400–6000	143–199	27– 30						Hall 1955
Säuglinge u. Kinder $\leq$ 5 J.	intraoperativ	900–4600	7–150	30– 75						Wilson u. Harrison 1964
Erwachsene		6000	500	12	490	440	150	0,30	4200	Comroe et al. 1962
										Häusler et. al 1957

Erklärungen: AMV = Atemminutenvolumen, V_T = Hubvolumen, V_D = anatomischer bzw. funktioneller Totraum, * ausgewähltes Kollektiv.

Weitere Untersuchungen der Ventilation bei Säuglingen und Kleinkindern: Eckerlein 1890, Dohrn 1895, v. Recklinghausen 1896, Gregor 1902, Eckstein u. Rominger 1921, Deming u. Hanner 1936, Deming u. Washburn 1935, Shaw u. Hopkins 1931, Murphy u. Thorpe 1931, Howard u. Bauer 1949, Cross 1949. – Zusammenstellung dieser Befunde bei Boutourline-Young u. Smith 1950. – Beobachtungen der Atemfrequenz siehe auch bei Vierodt 1877, Vormittag 1933, Vogt 1929, Bauer 1940, Marx 1950.

Probleme bei der künstlichen Beatmung sowie bei der Durchführung von Kindernarkosen.

Die bisher vorliegenden Einzelbefunde (Tab. 3) genügten zwar, um ein adäquates Spezialinstrumentarium zu entwickeln. Mit den verfügbaren Geräten sind heute Apparatnarkosen bei Säuglingen und Kleinkindern genauso risikoarm wie bei Erwachsenen (Ressel 1959, Smith 1963, Hutschenreuther u. Heyden 1963, Barth u. Meyer 1965, Leigh u. Belton 1960, Wawersik 1964, Wawersik u. Strüwing 1966).

Trotzdem bestehen in apparativ-technischen Einzelfragen Meinungsverschiedenheiten. Dabei geht es vor allem darum, inwieweit Totraumvergrößerungen und Widerstandserhöhungen zumutbar sind. Bei der künstlichen Beatmung bestehen unter anderem Zweifel darüber, in welcher Form die Beatmung durchgeführt werden soll. Die pauschale Ventilationsleistung kann zwar im Normalfall aus dem Grundumsatz rein rechnerisch ermittelt werden (Radford et al. 1954, Engström et al. 1962, Engström u. Herzog 1959). Dabei ist es aber mit Rücksicht auf die Atemmechanik sicher nicht gleichgültig, wie die notwendige alveolare Ventilation im Einzelfall erreicht wird, also beispielsweise mit hoher Frequenz und kleinem Hubvolumen bei großem Atemminutenvolumen oder mit niedriger Frequenz, aber großem Hubvolumen bei kleinem Atemminutenvolumen.

Eine Diskussion dieser Probleme erscheint freilich nur sinnvoll, wenn sich die Argumentation auf konkrete Meßwerte stützt. Der weiteren Besprechung seien deshalb eigene Befunde vorangestellt, die bei Kindern bis zum 6. Lebensjahr unter Maskennarkose und Spontanatmung an einem größeren Kollektiv (s. Kap. II, 5) erhoben wurden. Im einzelnen handelt es sich dabei um Atemfrequenz, Atemhubvolumen, Atemminutenvolumen sowie um die inspiratorische und exspiratorische maximale Atemstromstärke. Um den Überblick zu erleichtern, wurden die Einzelwerte nur zu einer unabhängigen Variablen (Körpergewicht) korreliert. Auf Grund bestimmter Überlegungen ist dabei das Körpergewicht am geeignetsten (s. Kap. II, 5). Die in den folgenden Einzeldarstellungen wiedergegebenen Regressionskurven werden im Text jeweils nur durch drei Punkte charakterisiert, nämlich für den jungen Säugling (K. G. = 3 kg), das einjährige Kind (K. G. = 10 kg) und das 6jährige Kind (K. G. = 23 kg).

2. Eigene Befunde

Bei 105 unter Narkosebedingungen untersuchten Kindern (s. Kap. II, 4 u. 5) betrug die *Atemfrequenz* (Abb. 33) im Durchschnitt beim jungen Säugling 73/min, beim 1jährigen Kind 44/min und beim 6jährigen Kind 31/min. Im Höchstfall erreichte die Frequenz 110/min, der niedrigste Wert betrug 24/min. Die Regressionskurve fällt beim Säugling sehr rasch, bei Kleinkindern langsamer ab. Die Korrelation ist befriedigend. 56% der

Veränderungen der Atemfrequenz können auf Veränderungen des Körpergewichtes zurückgeführt werden.

Das *Atemhubvolumen* (Abb. 34) war beim jungen Säugling im Durchschnitt 12,5 ml, beim 1jährigen Kind 60 ml und beim 6jährigen Kind 170 ml. Der höchste Wert erreichte 248 ml, der niedrigste 7,8 ml. Die Regressionskurve steigt im Säuglingsalter langsamer als bei Kleinkindern an. Die Korrelation ist sehr gut. Es können 88% der Veränderungen des Atemhubvolumens auf Veränderungen des Körpergewichtes zurückgeführt werden.

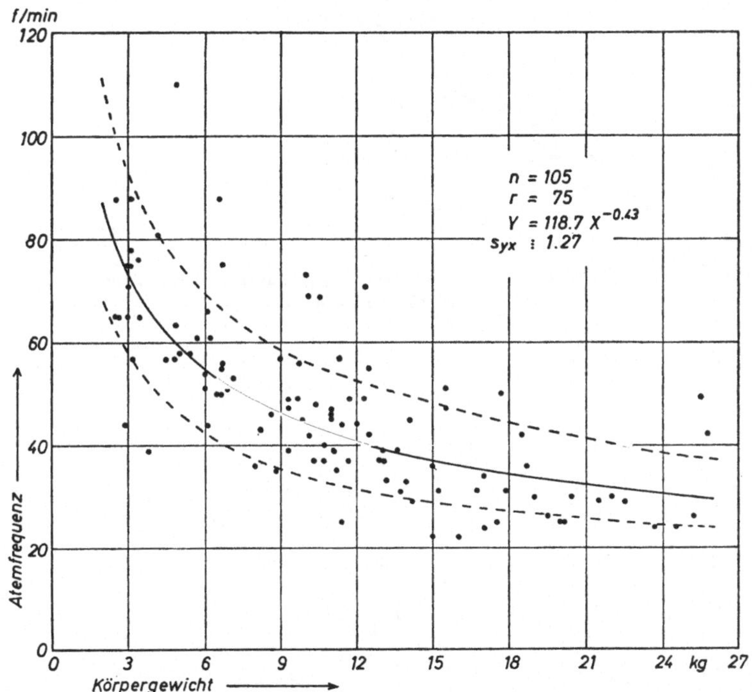

Abb. 33. Atemfrequenz bei Säuglingen und Kleinkindern unter Maskennarkose

Das *Atemminutenvolumen* (Abb. 35) betrug beim jungen Säugling im Mittel 0,95 l/min, beim 1jährigen Kind 2,6 l/min und beim 6jährigen Kind 5,2 l/min. Der niedrigste Wert war 0,51 l/min, der höchste 5,9 l/min. Die Regressionskurve steigt im Säuglingsalter etwas steiler als bei Kleinkindern an. Die Korrelation ist gut. 79% der Veränderungen des Atemminutenvolumens können auf Veränderungen des Körpergewichtes zurückgeführt werden.

Die *maximale inspiratorische Atemstromstärke* (Abb. 36) lag zwischen maximal 370 ml/sec und minimal 22 ml/sec. Als Durchschnitt ergaben sich

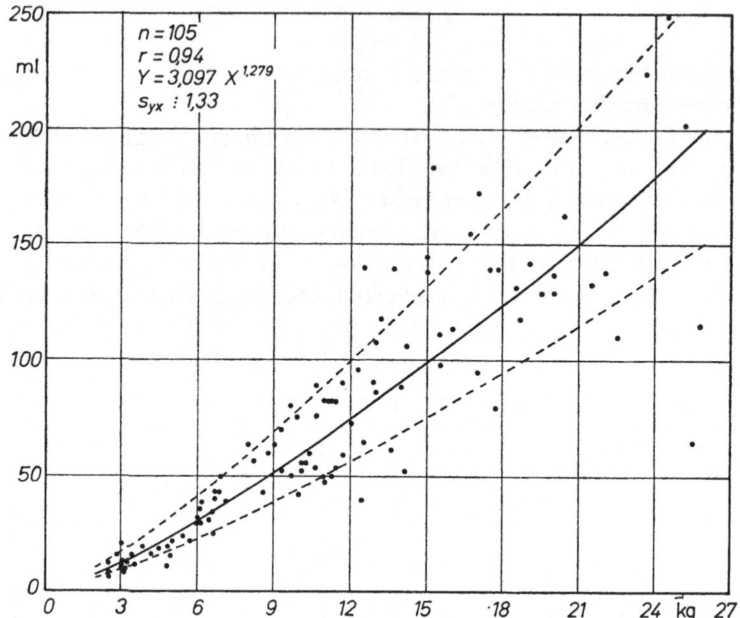

Abb. 34. Atemhubvolumen (BTPS) bei Säuglingen und Kleinkindern unter Maskennarkose

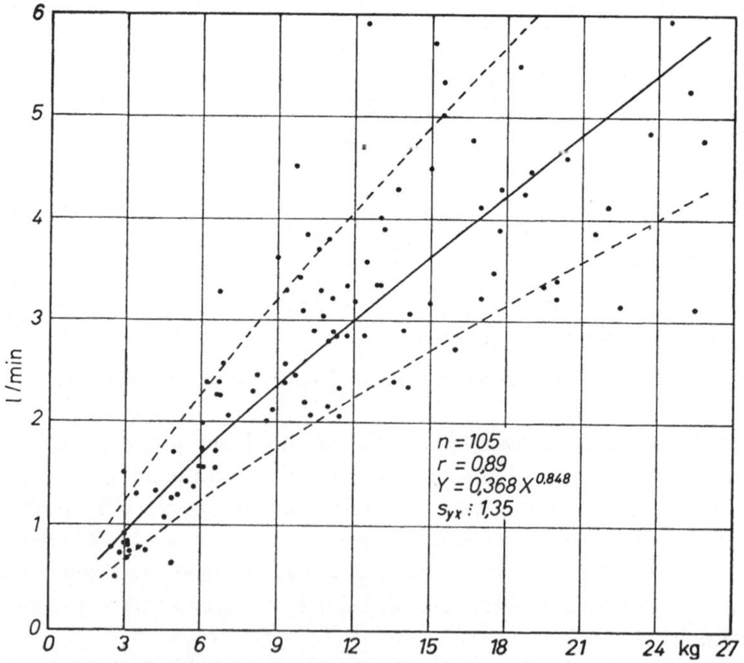

Abb. 35. Atemminutenvolumen (BTPS) bei Säuglingen und Kleinkindern unter Maskennarkose

beim jungen Säugling 46 ml/sec, beim 1jährigen Kind 145 ml/sec und beim 6jährigen Kind 320 ml/sec. Die Regressionskurve steigt fast monoton an. Die Korrelation ist gut. 79% der Veränderungen der Atemstromstärke lassen sich auf Veränderungen des Körpergewichtes zurückführen.

Tabelle 4. *Korrelation zwischen maximaler exspiratorischer Atemstromstärke und Körpergewicht bei Säuglingen und Kleinkindern unter Maskennarkose*

Regressionsgleichung $\qquad \log V = 1{,}1075 + 0{,}88 \log$ Körpergewicht

Standardabweichung $\qquad\qquad \log s_{yx} = \pm\ 0{,}1271$

Korrelationskoeffizient $\qquad\qquad r = 0{,}88$

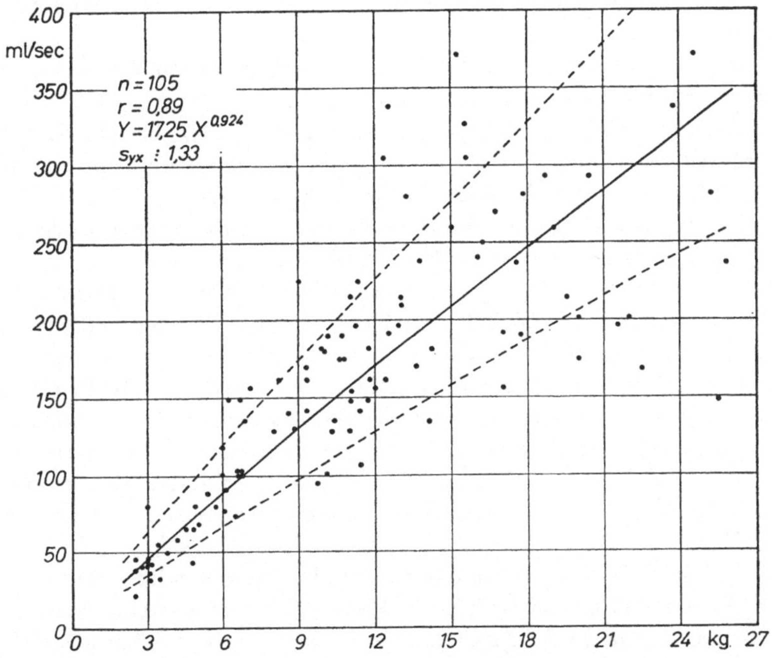

Abb. 36. Maximale inspiratorische Atemstromstärke bei Säuglingen und Kleinkindern unter Maskennarkose

Die *maximale exspiratorische Atemstromstärke* (Tab. 4) verhielt sich naturgemäß wie die inspiratorische Atemstromstärke, war aber erwartungsgemäß insgesamt niedriger. Höchst- und Tiefstwert betrugen 260 ml/sec bzw. 15 ml/sec. Im Durchschnitt war die exspiratorische Stromstärke beim jungen Säugling 34 ml/sec, beim 1jährigen Kind 98 ml/sec und beim 6jährigen Kind 200 ml/sec. Auch diese Kurve steigt nahezu monoton an. Die Korrelation ist gut. 78% der Veränderungen der Atemstromstärke können auf Veränderungen des Körpergewichtes zurückgeführt werden.

3. Besprechung

Die vorliegenden Befunde sind in mehrfacher Hinsicht auffallend.
Besonders überraschend sind jedoch vor allem die hohen Werte für das
Atemminutenvolumen, denn sie entsprechen am wenigsten den Erwartungswerten. Nach den vom Grundumsatz ausgehenden Berechnungen von
RADFORD et al. 1954 sollte die durchschnittliche Ventilation für einen
jungen Säugling rund 600 ml/min betragen. Bei einem 1jährigen Kind
würde der Normalbereich um 2000 ml/min und bei einem 6jährigen Kind
um 3000 ml/min liegen. ENGSTRÖM et al. 1962 berechnen höhere Sollwerte.
Danach wären beim jungen Säugling rund 800 ml/min, beim 1jährigen
Kind rund 2300 ml/min und beim 6jährigen Kind etwa 3800 ml/min
notwendig.

Die hier in Narkose unter Spontanatmung gemessenen Werte sind um
praktisch 50–100% höher als die von RADFORD et al. berechneten. Gegenüber den Erwartungswerten von ENGSTRÖM et al. 1962 besteht dagegen
nur für ältere Kinder und junge Säuglinge eine größere Differenz, die
freilich für 6jährige Kinder fast 1,5 l/min ausmacht.

Nun zeigt der Vergleich mit den Meßergebnissen anderer Autoren, daß
nicht zum ersten Male so hohe Ventilationswerte gefunden wurden
(Tab. 3). So fanden ROBERTS u. PLEASE 1958, BLÖMER u. HAHN 1962,
sowie FREEMAN et al. 1964, in Einzelfällen auch NELSON et al. 1962, STRANG
1961, COOK et al. 1957 sowie OLIVER et al. 1959 beim Neugeborenen oder
jungen Säugling ein Atemminutenvolumen von weit über 1000 ml/min.
Andererseits sind die Befunde von STAHLMANN u. MEECE 1957, McILROY u.
TOMLINSON 1955, CROSS et al. 1957, BOUTOURLINE-YOUNG u. SMITH 1950
sowie MILLER u. SMULL 1957 ebenfalls für junge Säuglinge wesentlich niedriger. Insgesamt liegt der Durchschnitt all dieser Ergebnisse zwischen 600–
700 ml/min.

Leider sind die Vergleichsmöglichkeiten für ältere Kinder nicht so zahl-
reich. KRIEGER 1963 fand bei Kindern bis zum 2. Lebensjahr ein Atemminutenvolumen bis zu 2560 ml/min, ein Höchstwert, der weit niedriger als bei
den eigenen Messungen ist (Abb. 35). Bei 5–6jährigen Kindern haben BLÖMER
u. HAHN 1962 ein Atemminutenvolumen bis zu 5280 ml/min, HALL 1955 bis
zu 6000 ml/min beobachtet. Die am ehesten mit den eigenen Untersuchungs-
bedingungen vergleichbaren Messungen von WILSON u. HARRISON 1964
(Tab. 3) erbrachten ein mittleres Atemminutenvolumen von 3400 ml/min
(29 ml/min pro cm Körpergröße).

Insgesamt besteht der Eindruck, daß die Durchschnittswerte für das
Atemminutenvolumen sowohl bei Säuglingen als auch bei Kleinkindern
normalerweise niedriger als bei den hier intraoperativ erhobenen Messungen sind. Dabei ist es bemerkenswert, daß trotz abweichender Durchschnittswerte die Variationsbreite der Einzelwerte bei allen Autoren sehr

groß ist, und zwar sowohl am wachen wie am narkotisierten Kind (Tab. 3). Hier muß man allerdings annehmen, daß es sich bei den zitierten Ergebnissen nicht immer um eine normale Meßsituation handelte, denn ein Atemminutenvolumen von 150–250 ml/min (STAHLMANN u. MEECE 1957, CROSS et al. 1957, NELSON et al. 1962) oder ein Atemhubvolumen von 1–2 ml/kg K. G. (WILSON u. HARRISON 1964) erscheint auch bei sehr kleinen Säuglingen kaum noch mit einer ausreichenden alveolaren Ventilation vereinbar.

Demgegenüber liegen die niedrigsten Werte bei den eigenen Messungen zum Beispiel bei jungen Säuglingen um 500 ml/min, die höchsten Werte erreichen 1400 ml/min. Es ist also offensichtlich, daß die Ausschaltung emotioneller Abwehrreaktionen durch die Narkose zu keiner besseren Korrelation führt (s. Kap. II, 4). Zu einem Teil liegt das daran, daß die einfache Regressionsrechnung keine optimale Schätzung erlaubt. Aus den dargelegten Gründen (s. Kap. II, 5) werden die Meßwerte nur dann eine enge Beziehung zur Regressionskurve aufweisen, wenn Größe und Gewicht der untersuchten Kinder dem Durchschnitt entsprechen. Jede Abweichung vom normalen Konstitutionstyp führt dagegen zu einer mehr oder weniger großen Streuung um den mittleren Erwartungswert.

Natürlich ist die große Streuung damit allein nicht erklärt. Zweifellos spielt auch der Umstand eine Rolle, daß die Operation für die Dauer der Messungen nicht unterbrochen wurde. Vor allem erfolgte die Untersuchung nicht immer in demselben Augenblick des Operationsverlaufs, sondern während der Präparation oder Naht sehr verschiedener Schichten, z. B. Peritoneum, Fascie, Muskulatur, subcutanes Fettgewebe oder Haut. Dabei ist die Intensität des Schmerzreizes so uneinheitlich, daß die reflektorische Beeinflussung der Atmung trotz klinisch durchweg ausreichender Narkosetiefe von Fall zu Fall variiert. Das könnte erklären, warum zum Beispiel ein $1\frac{1}{2}$jähriges Kind (10–12 kg) unter Umständen das gleiche oder ein größeres Atemminutenvolumen wie ein 5–6jähriges Kind ventiliert (Abb. 35).

Nun fällt aber auf, daß unter den drei Veränderlichen der äußeren Ventilation, nämlich Atemfrequenz, Atemhubvolumen und Atemminutenvolumen, das Atemhubvolumen (Abb. 34) sehr viel weniger streut als Atemfrequenz und Atemminutenvolumen. Für die Atemfrequenz (Abb. 33) ist der Korrelationskoeffizient $r = -0{,}75$, gegenüber $r = 0{,}94$ für das Atemhubvolumen (Abb. 34). Es ist also offensichtlich, daß die Streuung des Atemminutenvolumens im wesentlichen auf eine Streuung der Atemfrequenz zurückzuführen ist. Dabei liegt mindestens für junge Säuglinge die mittlere Atemfrequenz wesentlich über den Werten, die als normal gelten (Tab. 3). Man muß infolgedessen annehmen, daß das relativ große Atemminutenvolumen, wie es hier während Maskennarkosen beobachtet wurde, in erster Linie auf eine vermehrte Totraumbelüftung zurückzuführen ist.

Tabelle 5. *PCO_2-Druck im arteriellen Blut bei Säuglingen und Kleinkindern während Maskennarkosen unter Spontanatmung. Der Berechnung liegen die tatsächlich beobachteten Meßwerte für AMV und Atemfrequenz zugrunde (Abb. 33 u. 35). Das Totraumvolumen wurde nach Angaben im Schrifttum interpoliert, die CO_2-Ausscheidung aus dem Grundumsatz (Abb. 65) berechnet.*

Gewicht	Atemminutenvolumen	Frequenz	Totraum*	funktioneller + apparativer Totraum	alveolare Ventilation (ist)	CO_2-Ausscheidung	arterieller CO_2-Druck
kg	ml	pro min	ml	ml	ml	ml/min	mmHg
3	950	73	5	8 (9)	366 (293)	15,5	36,6 (45,6)
10	2600	44	20	30 (35)	1280 (1060)	58,0	39,1 (47,2)
23	5200	31	50	65 (70)	3185 (3030)	130,0	35,2 (37,0)

* Interpoliert nach Angaben von SMITH 1963, COOK u. FERRIS 1964, COOK et al. 1955, STRANG 1961, NELSON et al. 1962, KARLBERG et al. 1954. LEES 1964.

Tabelle 6. *Maximal zulässiger Totraum bei Säuglingen und Kleinkindern unter Maskennarkose für gegebene Meßwerte von Atemminutenvolumen und Atemfrequenz (Abb. 33 u. 35) sowie eine $\dot{V}_{CO_2}$ gemäß Tab. 5. – Die Berechnung von V_D gilt für ein PCO_2 von 37 mmHg.*

Gewicht kg	AMV ml	f pro min	$\dot{V}_{CO_2}$ ml/min	$\dot{V}_A$ (soll) ml	V_D (maximal zulässig) ml
3	950	73	15,5	360	8,1
10	2600	44	58,0	1350	28,4
15	3600	37	87,2	2030	42,4
23	5200	31	130,0	3030	70,0

Um eine Vorstellung von der Größenordnung der alveolaren Ventilation zu gewinnen, wurden alveolare Ventilation ($\dot{V}_A$) und arterielle CO_2-Spannung ($P_{CO_2art.}$) unter den gegebenen Verhältnissen für drei konkrete Beispiele approximativ berechnet, nämlich für den jungen Säugling (3 kg), das 1jährige Kind (10 kg) und das 6jährige Kind (23 kg). Dabei war es notwendig, für Totraum (V_D) und CO_2-Ausscheidung ($\dot{V}_{CO_2}$) Werte aus dem Schrifttum einzusetzen (Tab. 5). Für Atemminutenvolumen (AMV) und Frequenz (f) wurden dagegen die Durchschnittswerte des eigenen Kollektivs benutzt.

Es zeigt sich (Tab. 5), daß trotz des hohen Atemminutenvolumens in keiner Altersklasse eine Hyperventilation vorzuliegen scheint. Bedenkt man im Gegenteil, daß der CO_2-Partialdruck bei Säuglingen und Kleinkindern normalerweise zwischen 30–37 mmHg liegt (GRAHAM u. WILSON 1954, STAHLMANN u. MEECE 1957, WEISBROT et al. 1958, OLIVER et al. 1959, WULF 1958 u. 1960, BARTELS u. WENNER 1965, WENNER et al. 1957, RIEGEL 1963, PROENÇA u. WENNER 1962, CASSELS u. MORSE 1953, COOK et al. 1955), dann ist die alveolare Ventilation für eine adäquate CO_2-Eliminierung offenbar gerade noch ausreichend.

Selbstverständlich ist diese Feststellung mit Vorbehalt zu werten, solange die eingesetzten Werte für V_D und $\dot{V}_{CO_2}$ nicht im gleichen Untersuchungsgang exakt nachgewiesen sind. Bis jetzt finden sich nur wenige Untersuchungen der äußeren Ventilation, in die auch Messungen des funktionellen Totraums einbezogen wurden. Auch über den Gaswechsel bei Kindern unter Narkosebedingungen finden sich im Schrifttum kaum Angaben (LEES 1964). In diesem Punkt kann man sich jedoch sicherlich auf die umfangreichen Untersuchungen des Grundumsatzes stützen (BENEDICT u. TALBOT 1921, KARLBERG 1952, LEE u. ILIFF 1956, MESTYÁN et al. 1964, BRÜCK 1961, FLEISCH 1951, ROBERTSON u. REID 1952, CROSS et al. 1957). Die in Tab. 5 eingesetzten Werte für $\dot{V}_{CO_2}$ wurden unter Annahme eines RQ von 0,8 aus dem mittleren Energieumsatz des jeweiligen Alters (Abb. 65, S. 108) berechnet. V_D wurde nach den vorliegenden Meßergebnissen anderer Autoren interpoliert. Auf Grund der leicht abzuschätzenden anatomischen Dimensionen des Nasenrachenraumes und in Anbetracht des exakt bestimmbaren apparativen Totraumes (Abb. 37) ist es sehr unwahrscheinlich, daß die zugrunde gelegten Werte für V_D (Tab. 5) zu hoch angesetzt sind. So führen diese approximativen Berechnungen (Tab. 5 u. 6) zu dem Resultat, daß es mindestens bei Kindern bis zum 1. Lebensjahr während Maskennarkosen zu einer beträchtlichen Totraumbelüftung kommt. Die Ursache liegt offenbar in dem großen Anstieg der Atemfrequenz (Abb. 33), während das Atemhubvolumen (Abb. 34) weitgehend konstant bleibt oder sogar absinkt. Es besteht der Eindruck, daß besonders junge Säuglinge nur eine sehr geringe Bereitschaft zur Vertiefung des Atemhubvolumens zeigen.

Diese Beobachtung wurde auch in anderem Zusammenhang gemacht. So fanden CROSS u. OPPÉ 1952, CROSS u. WARNER 1951, CROSS et al. 1953 sowie HAHN u. BLÖMER 1963 eine Erhöhung der Atemfrequenz bei konstantem oder sogar erniedrigtem Atemhubvolumen, wenn die CO_2-Konzentration in der Inspirationsluft geringfügig oder der O_2-Anteil

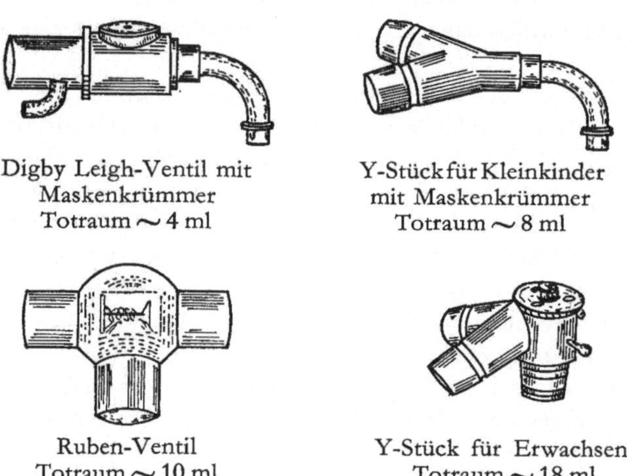

Abb. 37. Apparativer Totraum bei verschiedenen Maskenansatzstücken und Narkoseventilen

stärker erhöht wurden. Beide Umstände könnten unter Narkosebedingungen zutreffen, denn die CO_2-Konzentration dürfte allenfalls an der oberen Grenze der Norm liegen (Tab. 5). Die O_2-Konzentration in der Atemluft ist dagegen bei einer Frischgaszusammensetzung von 3 Teilen Lachgas und 1 Teil Sauerstoff gegenüber reiner Luftatmung erhöht. Ein Effekt auf die Atemfrequenz im Sinne der Beobachtungen von CROSS et al. wäre also denkbar. Es bleibt zu klären, ob im Zweifelsfall die Sauerstoff- oder die Kohlensäure-Konzentration der dominierende Regulationsfaktor ist. In jedem Fall erscheint die Reaktion der Atembewegungen im Hinblick auf die CO_2-Eliminierung nicht besonders ökonomisch, denn die Kompensationsmöglichkeit einer Totraumvergrößerung ist unter diesen Umständen außerordentlich gering. So würde unter den gegebenen Verhältnissen für AMV und f beim jungen Säugling bereits eine Totraumzunahme von nur 1 ml eine deutliche Hypoventilation zur Folge haben (Tab. 5, Zahlen in Klammern). Bei älteren Kindern ist die Rückwirkung etwas geringer (Tab. 5), doch bleibt auch hier offensichtlich nur wenig Spielraum für den apparativen Totraum.

Tab. 6 vermittelt eine Vorstellung von dem maximal zulässigen Totraum, wenn man wiederum für AMV und f die beobachteten Mittelwerte des eigenen Kollektivs einsetzt und die alveolare Soll-Ventilation für $P_{CO_2} = 37$ mmHg berechnet. $\dot{V}_{CO_2}$ wird dabei auch hier aus dem Grundumsatz ermittelt.

Man sieht, daß der zulässige apparative Totraum bis zum ersten Lebensjahr (10 kg) kleiner als der Totraum der üblichen Geräte ist (Abb. 37, Tab. 6). Dabei ist zu bedenken, daß dem Totraum von Ansatz- und Ventilstücken (Abb. 37) selbst bei optimaler Anpassung noch ein Maskentotraum von 3–5 ml zuzurechnen ist. Wenn es während Maskennarkosen trotzdem

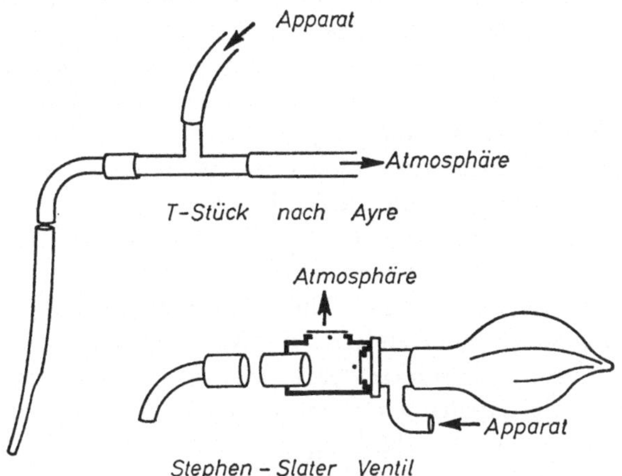

Abb. 38. Prinzip halboffener Narkosesysteme

nicht zu einer manifesten alveolaren Hypoventilation kommt, so ist das zweifellos nur der Verwendung halboffener Narkosesysteme (Abb. 38) zuzuschreiben. Dabei wird offensichtlich durch den Frischgaszustrom, der das 3–4fache des Atemminutenvolumens betragen soll (NIGHTINGALE et al. 1965), eine wirksame Totraumspülung bis in den Nasenrachenraum des Kindes aufrechterhalten, so daß keine Rückatmung stattfindet.

Auf Grund der Zahlen für den maximal zulässigen Totraum (Tab. 6) ist es ratsam, bis zum 2.–3. Lebensjahr entsprechend einem Körpergewicht von 15–17 kg ein halboffenes Narkosesystem zu verwenden. Jenseits des 3. Lebensjahres erscheint es statthaft, zum halbgeschlossenen Kreissystem überzugehen. Jedoch ist bei Verwendung von Verbindungs- oder Ventilstücken (Abb. 37), die primär für Erwachsene konstruiert wurden, Aufmerksamkeit am Platze. Gegebenenfalls sollte hier die Spontanatmung hin und wieder assistiert werden.

Es sei hervorgehoben, daß sich diese praktischen Konsequenzen zunächst nur auf Messungen der äußeren Ventilation und davon ausgehend, auf indirekte Berechnungen der alveolaren Ventilation stützen. Es ist wünschenswert, die gezogenen Schlußfolgerungen durch direkte Messungen des funktionellen Totraums, der alveolaren Ventilation und des Gaswechsels unter Narkosebedingungen zu bestätigen.

Nun genügt es keineswegs, die äußere Ventilation nur unter dem Aspekt des Gaswechsels zu untersuchen. Es gibt noch einen anderen ebenso wichtigen wie interessanten Faktor, der bei der Regulation der Atembewegungen eine Rolle spielt, nämlich der Energieaufwand der Atemmuskulatur. Sowohl mathematisch (OTIS et al. 1950) wie empirisch läßt sich zeigen, daß für eine gegebene alveolare Ventilation die Atemarbeit bei einer ganz bestimmten Atemfrequenz besonders niedrig ist (OTIS et al. 1950, CHRISTIE 1953, McILROY et al. 1954, BARTLETT et al. 1958, MARSHALL et al. 1954, FENN 1951, COOK et al. 1957, MILIC-EMILI et al. 1960, LILJESTRAND 1918). So gilt es zu prüfen, inwieweit die bei den Kindern des vorliegenden Kollektivs unter Narkosebedingungen beobachteten Atemfrequenzen mit der theoretisch optimalen Frequenz übereinstimmen. Die Durchführung dieser Berechnung bedarf einer kurzen Erläuterung.

Es ist allgemein anerkannt (s. Kap. I), daß sich die Atemarbeit im wesentlichen aus zwei Komponenten zusammensetzt, und zwar dem Anteil A_E gegen elastische Widerstände (Kap. I, 3b) einerseits und dem Anteil A_R gegen Reibungswiderstände andererseits (Kap. I, 3a). Dabei ist A_E naturgemäß um so größer, je stärker der Thorax inspiratorisch erweitert wird. Die inspiratorische Atemarbeit gegen elastische Widerstände ist deshalb vom Atemhubvolumen V_T abhängig:

$$A_{E\ \text{insp.}} = \frac{a}{2}\ V_T^2, \tag{23}$$

denn es ist

$$A_{E\ \text{insp.}} = \frac{1}{2}\ P_{E_{00}}\ V_T \tag{24}$$

und

$$P_{E_{00}} = a\,V_T. \tag{25}$$

Dabei gibt a die Elastance (cmWS/ml) an (s. S. 9 ff.). Aus (24) und (25) folgt (23). Sinngemäß ist die elastische Atemarbeit pro Minute

$$A_{E\ \text{insp.}}/\text{min} = \frac{a}{2}\,f\,V_T^2 \tag{26}$$

oder wegen

$$V_T = \frac{\text{AMV}}{f}$$

und

$$\text{AMV} = \dot{V}_A + f\,V_D$$

auch

$$A_{E\ \text{insp.}}/\text{min} = \frac{a}{2f}\ \text{AMV}^2.$$

bzw.

$$A_{E\ \text{insp.}}/\text{min} = \frac{a\,(\dot{V}_A + f V_D)^2}{2f}. \tag{27}$$

A_E ist also der Atemfrequenz umgekehrt proportional. Da aber andererseits zwischen A_E und V_T direkte Proportionalität besteht, muß bei gegebener alveolarer Ventilation auch V_T der Atemfrequenz umgekehrt proportional sein. Ein praktisches Beispiel veranschaulicht den Zusammenhang (Tab. 7). Bei konstanter alveolarer Ventilation (500 ml) und konstantem Totraum (5 ml) ist das Atemhubvolumen um so kleiner, je größer die Atemfrequenz ist. Gemäß (27) verhält sich die Atemarbeit gegen elastische Widerstände $A_{E\ \text{insp.}}$ entsprechend (Abb. 39).

Tabelle 7. *Zusammenhang zwischen äußerer und alveolarer Ventilation (modifiziert nach* COMROE *et al. 1964)*

f pro min	V_T ml	$V_T - V_D$ ml	AMV ml	$\dot{V}_A$ ml/min
1	505	500	505	500
2	255	250	510	500
5	105	100	525	500
10	55	50	550	500
50	25	20	750	500
100	10	5	1000	500

Anders ist es mit der Reibungsarbeit A_R. Da der Widerstand von der Stromstärke abhängt, steigt A_R in demselben Maße, in dem die maximale inspiratorische bzw. exspiratorische Atemstromstärke ansteigt. Nun ist die Stromstärke ihrerseits vom Atemminutenvolumen abhängig, denn es ist (s. S. 11)

$$\dot{V}_0 = \frac{1}{60}\,\pi f V_T$$

und darum

$$\dot{V}_0 = \frac{1}{60}\,\pi\ \text{AMV} = 0{,}052\ \text{AMV}. \tag{28}$$

Diese Beziehung gilt streng genommen nur für Sinuskurven. Der Fehler ist jedoch bei abweichendem Verlauf der Stromstärke abzuschätzen, denn bei Rechteckkurven ist

$$V_T = \dot{V}_0\,\frac{T}{2} = \dot{V}_0\,\frac{60}{2f}$$

und darum

$$V_0 = \frac{1}{30}\,\text{AMV} = 0{,}033\,\text{AMV}.$$

Zwischen AMV und $\dot{V}_0$ besteht also direkte Proportionalität, wobei die Atemfrequenz, unter der ein gegebenes Minutenvolumen ventiliert wird, keine Rolle spielt. Es ist darum selbstverständlich, daß die maximale inspiratorische Atemstromstärke (Abb. 36) annähernd in demgleichen Maße wie das Atemminutenvolumen (Abb. 35) zunimmt. Der Unterschied zwischen maximaler inspiratorischer und maximaler exspiratorischer Stromstärke erklärt sich im wesentlichen daraus, daß Inspirationszeit und Exspirationszeit verschieden sind und daß das Pneumotachogramm inspiratorisch mehr einer Sinuskurve, exspiratorisch mehr einer Rechteckkurve entspricht (Abb. 31 u. 32).

$\dot{V}_0$ kann also unter Beachtung des Proportionalitätsfaktors durch AMV ersetzt werden. Nun wurde gezeigt, (Abb. 21, S. 26 ff.) daß sich die Beziehung zwischen Druck und Stromstärke bei nicht laminarer Strömung durch ein Binom beschreiben läßt

$$P_R = b\,\dot{V} + c\,\dot{V}^2.$$

Entsprechend ist der Druck P_{R0} bei maximaler Stromstärke $\dot{V}_0$

$$P_{R0} = b\,\dot{V}_0 + c\,\dot{V}_0{}^2,$$

bzw. wegen (28)

$$P_{R0} = b'\,\text{AMV} + c'\,\text{AMV}^2. \tag{29}$$

Aus diesem Ansatz kann man die inspiratorische Atemarbeit $A_{R\,\text{insp.}}$ gegen Reibungswiderstände berechnen. Otis et. al. 1950 fanden in allgemeinster Form

$$A_{R\,\text{insp.}}/\text{min} = b''\,\text{AMV}^2 + c''\,\text{AMV}^3, \tag{30}$$

bzw.

$$A_{R\,\text{insp.}}/\text{min} = b''\,(\dot{V}_A + fV_D)^2 + c''\,(\dot{V}_A + fV_D)^3. \tag{31}$$

Bei konstanter alveolarer Ventilation $\dot{V}_A$ ist die Reibungsarbeit $A_{R\,\text{insp.}}$ also um so größer, je höher die Atemfrequenz ist, denn mit steigender Atemfrequenz wächst das Atemminutenvolumen (Tab. 7). Für praktische Berechnungen kann man wegen des sehr kleinen Koeffizienten c'' (siehe Abb. 21) den zweiten Summanden in (30) bzw. (31) vernachlässigen. Die gesamte inspiratorische Atemarbeit ist dann

$$(A_E + A_R)_{\text{insp.}}/\text{min} = \frac{a(\dot{V}_A + fV_D)^2}{2f} + b''\,(\dot{V}_A + fV_D)^2. \tag{32}$$

Man kann nun für die alveolare Ventilation $\dot{V}_A$, den funktionellen Totraum V_D, die Volumendehnbarkeit C und den Strömungswiderstand R entsprechende Zahlenwerte einsetzen und A_E, A_R sowie die Gesamtatemarbeit $(A_E + A_R)$ ausrechnen (Abb. 39). Es zeigt sich, daß je nach Widerstand bei einem jungen Säugling die optimale Atemfrequenz zwischen 37–42/min liegen sollte. Bei einem 1jährigen Kind wäre die Atemarbeit bei einer Frequenz von 36/min, bei einem 5–6jährigen Kind bei einer Frequenz von 16/min minimal. Die unter Narkosebedingungen beobachteten Frequenzen liegen weit außerhalb dieser Werte (Abb. 33). Es liegt nahe, die Abweichungen durch narkosetechnische Einflüsse zu erklären. Natürlich führen Veränderungen der Elastizität, des Reibungswiderstandes, der alveolaren Ventilation und des Totraumes in irgendeiner Form zu Veränderungen der optimalen Frequenz, d. h. der Frequenz, bei der die Atemarbeit minimal ist.

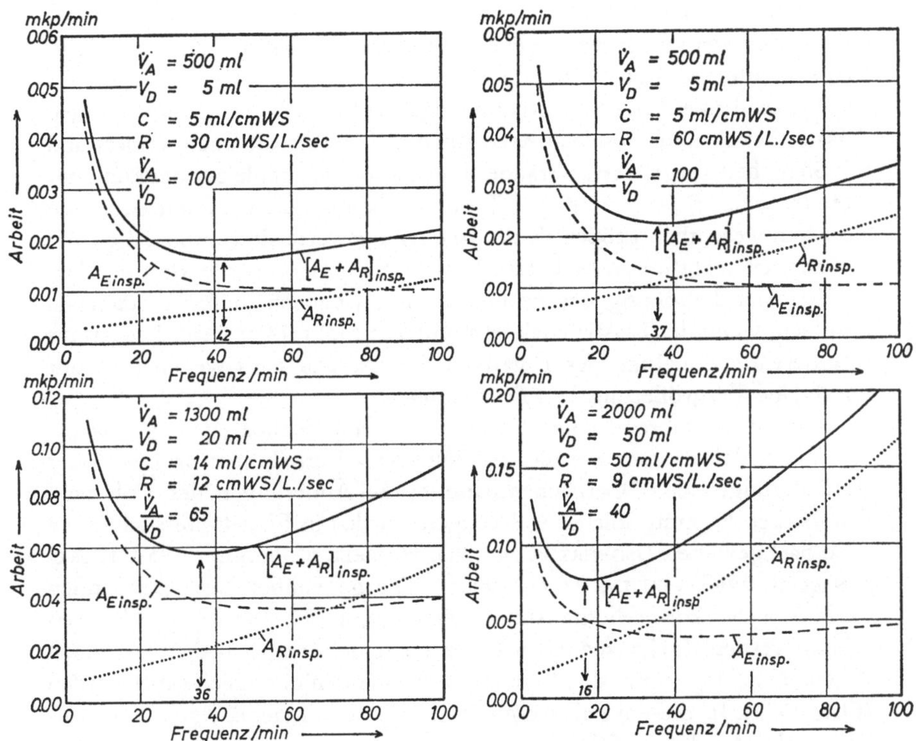

Abb. 39. Atemarbeit als Funktion der Atemfrequenz

Die optimale Frequenz kann nun durch Differentiation von (32), Nullsetzen der ersten Ableitung und Auflösung nach $\dot{V}_A$ für beliebige $\dot{V}_A$ berechnet werden (Otis et al. 1950). Der prinzipielle Zusammenhang ist jedoch aus der ersten Ableitung direkt erkennbar. Da die Differentiation des

2. Summanden in (32) zu einem Polynom in (f) mit lauter positiven Koeffizienten führt, kann die erste Ableitung in vereinfachter Form geschrieben werden:

$$\frac{d\,(A_E + A_R)_{\text{insp.}}/\text{min}}{d\,f} = \frac{-a\,\dot{V}_A{}^2}{2\,f^2} + \frac{a}{2}\,V_D{}^2 + \varphi'(f) = 0, \qquad (33)$$

wobei

$$\frac{\dot{V}_A{}^2}{f^2} \gg V_D{}^2. \qquad (34)$$

Bei einer Zunahme des Totraumes oder der Reibungskoeffizienten werden die positiven Summanden in (33) größer. Da die Summe des gesamten Ausdrucks aber voraussetzungsgemäß Null bleiben soll, denn nur dann ist die Atemarbeit minimal, muß der negative Summand in diesem Fall ebenfalls größer werden. Bei gegebener alveolarer Ventilation wird die Atemfrequenz infolgedessen kleiner.

Während einer Narkose sind nun wegen der Vorschaltung von Ventilen, Ansatzstücken und Gesichtsmaske sowohl Totraum als auch Widerstand mit Sicherheit vergrößert, Veränderungen also, die gerade zur Senkung der Atemfrequenz führen müßten. Wenn die beobachteten Atemfrequenzen trotzdem wesentlich größer als die Erwartungswerte sind (Abb. 33 u. 39), so kann das nicht durch narkosetechnische Veränderungen erklärt werden.

Zu einer Erhöhung der optimalen Atemfrequenz müßte es dagegen kommen, wenn der Elastizitätskoeffizient a in (33) größer wird. Die daraus resultierende Zunahme des negativen Summanden wird wegen (34) nur durch eine Vergrößerung von f aufgehoben.

Nun ist es während einer Narkose durchaus denkbar, ja sogar wahrscheinlich, daß es zum Beispiel als Folge von Verteilungsstörungen oder Veränderungen der Oberflächenspannung zu Änderungen der Volumendehnbarkeit kommt. Solche Änderungen wurden in Einzeluntersuchungen auch nachgewiesen (EGBERT et al. 1963, HOWELL u. PECKETT 1957, KARLSON et al. 1965, OKMIAN et al. 1966b). Die gegenüber Normalbefunden (Tab. 3) in Narkose erhöhte Atemfrequenz (Abb. 33) könnte also dadurch erklärt werden. Im Extremfall wäre es sogar denkbar, daß die elastischen Widerstände gegenüber den Reibungswiderständen unendlich groß werden (OTIS 1954). In diesem Fall ist $\varphi'(f)$ in (33) zu vernachlässigen. Die Auflösung des Ausdrucks führt dann zu

$$f_{\text{opt.}} = \frac{\dot{V}_A}{V_D}. \qquad (35)$$

Die Erwartungswerte der Atemfrequenz, die sich aus diesem Quotienten ergeben, liegen allerdings wesentlich höher (Abb. 39) als die beobachteten Frequenzen. Auch wenn man für $\dot{V}_A$ und V_D Sollwerte (Tab. 5 u. 6) einsetzt, ergibt sich keine bessere Übereinstimmung. Nun ist es wenig wahrscheinlich, daß es unter Narkosebedingungen zu einer so extremen Verschiebung der Relation zwischen elastischen und viskösen Widerständen kommt. Da die tatsächlichen Atemfrequenzen jedoch immerhin zwischen den beiden theoretischen Grenzfällen liegen, ist die Annahme, der Anstieg der Atemfrequenz sei auf eine Verschlechterung der Compliance zurückzuführen, nicht widerlegt. Schließlich stimmt diese Schlußfolgerung auch gut mit dem Befund überein, daß auch die Atemarbeit unter Narkosebedingungen insgesamt größer als bei nichtnarkotisierten Kindern ist (Kap. IV). Man darf freilich nicht übersehen, daß all diesen Berechnungen Näherungswerte für alveolare Ventilation, Totraum, Volumendehnbarkeit und Reibungswiderstand zugrunde gelegt wurden. Solange all diese Größen nicht im gleichen Untersuchungsgang gemessen und zueinander korreliert werden, haben die Resultate solcher oder ähnlicher Berechnungen kaum mehr als grob qualitative Bedeutung. Es gibt sogar grundsätzliche Zweifel, ob die Atemarbeit bei der Regulierung der Atemfrequenz überhaupt die ihr beigemessene Rolle spielt. Mit eben so großer Wahrscheinlichkeit könnte stattdessen ein ähnlich enger Zusammenhang zwischen optimaler Atemfrequenz und Kraftaufwand bestehen (MEAD 1960).

Man kann nämlich die Beziehung zwischen Spannung, Strom und Widerständen in einem Wechselstromkreis mit Kondensator auf das Thorax-Lungensystem übertragen (MEAD 1960). Dabei entspricht die Druckamplitude ΔP während einer Atemperiode der Spannung. Durch Differentiation des aus der Elektrizitätslehre bekannten Ansatzes, Nullsetzen der ersten Ableitung und Auflösung nach f resultiert wiederum die optimale Atemfrequenz, bei der jedoch diesmal nicht die Atemarbeit, sondern ΔP minimal ist (MEAD 1960).

$$f_{\text{opt.}} = \left(\frac{V_A}{V_D}\right)^{\frac{1}{3}} \cdot (2\,\pi\,RC)^{-\frac{2}{3}}. \tag{36}$$

Die Frequenz, die sich nach dieser Gleichung ergibt, ist durchweg höher als die Frequenz aus (33). Der Unterschied ist dabei um so größer, je kleiner die Zeitkonstante ist (Tab. 8).

Es erscheint zweckmäßig, den Begriff der Zeitkonstante kurz zu erläutern. Man denke sich eine mit Luft gefüllte Gummiblase. Bei einem bestimmten Füllungsgrad herrscht in der Blase ein Druck, der um so höher ist, je geringer die Elastizität der Ballonwandung ist. Dabei sei die Elastizität als Elastance $E = \dfrac{dP}{dV}$ definiert. Zum Zeitpunkt t_0 werde der Zuführungsweg zum Inneren des Ballons plötzlich geöffnet. Das Volumen entweicht mehr oder weniger rasch. Dabei sinkt der Druck im Inneren des Ballons um so schneller, je höher der Anfangsdruck, also je geringer die Elastizität ist und je kleiner der Reibungswiderstand R der Austrittsöffnung ist.

Registriert man den Vorgang (Abb. 40), dann stellt sich der Druckabfall als negative Exponentialfunktion dar:

$$P = P_{E_{00}}\, \mathrm{e}^{-\frac{1}{k}\,t}. \tag{37}$$

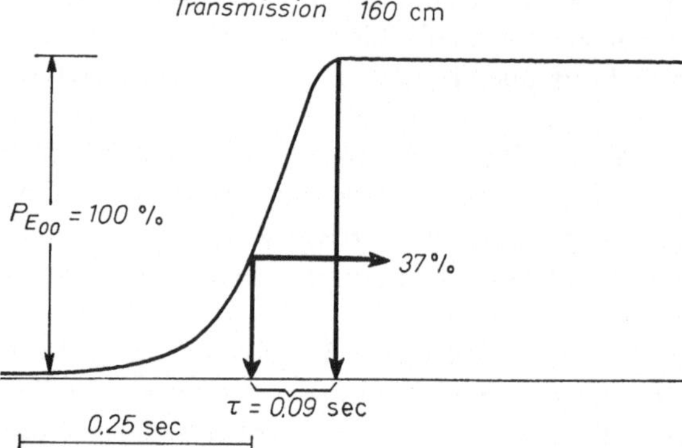

Abb. 40. Zur Erklärung der Zeitkonstante

Dabei ist k die Zeitkonstante. Der Begriff wird verständlich, wenn man nach der Zeit fragt, bis zu der der Druckabfall einen bestimmten Prozentsatz des Ausgangswertes erreicht hat. Dieser Prozentsatz sei aus praktischen Gründen 37%, weil nämlich

$$\frac{1}{\mathrm{e}} = \frac{1}{2{,}718} = 0{,}37.$$

Der Ansatz lautet dann

$$\frac{37}{100} = \frac{1}{\mathrm{e}} = \mathrm{e}^{-\frac{1}{k}\,\tau}$$

$$\tau = k.$$

Die Zeit bis zu irgend einem Druckabfall hängt also nicht vom Ausgangsdruck, sondern nur von k ab und die Zeit τ bis zum Abfall auf 37% entspricht genau der Zeitkonstante (Abb. 40).

Diese Zeit ist nun nach den früheren Überlegungen dem Reibungswiderstand direkt proportional und der Elastance E umgekehrt proportional, so daß

$$\tau = R \cdot \frac{1}{E}.$$

bzw.

$$\tau = RC$$

mit der Dimension

$$R \cdot C = \frac{\mathrm{cmWS} \cdot \mathrm{sec}}{\mathrm{ml}} \cdot \frac{\mathrm{ml}}{\mathrm{cmWS}} = \mathrm{sec}.$$

Da $\dot{V}_A$ in ml/min und f in Perioden/min gemessen werden, ist die Umrechnung in Minuten notwendig. Berechnet man nun aus den Werten für $\dot{V}_A$, V_D, R und C der Abb. 39 die optimale Atemfrequenz nach MEAD (Tab. 8), dann entspricht das jeweilige Ergebnis der beobachteten Frequenz überraschend gut. Die Differenz zwischen der theoretischen und der beobachteten Frequenz ist auch dann nicht sonderlich groß, wenn zum Beispiel der Widerstand verdoppelt wird (Tab. 8). Dabei ist es von

Tabelle 8. *Berechnung der optimalem Atemfrequenz nach* MEAD *1960 b. Im Vergleich dazu die optimale Frequenz nach* OTIS *et al. 1950, sowie die jeweils tatsächlich beobachtete Atemfrequenz.*

Gewicht kg	Zeitkonstante* Minuten	$\dot{V}_A/V_D$	Frequenz bei minimaler Atemarbeit	Frequenz bei minimaler Druckamplitude ΔP	beobachtete Frequenz
3	$2{,}5 \cdot 10^{-3}$	100	42	74	73
3	$5{,}0 \cdot 10^{-3}$	100	37	47	73
10	$2{,}8 \cdot 10^{-3}$	65	36	59	44
23	$7{,}5 \cdot 10^{-3}$	40	16	26	31

$$* \text{ Zeitkonstante} = \frac{1}{60} \cdot R \cdot C, \quad R \text{ u. } C \text{ gemäß Abb. 39}$$

grundsätzlicher Bedeutung, daß die Frequenz bei minimalem Kraftaufwand regelmäßig sehr viel größer als bei minimaler Atemarbeit ist (Tab. 8). Freilich wurde bei diesen Berechnungen zunächst unterstellt, daß R und C normal sind. Außerdem sind die Werte für V_D und $\dot{V}_A$ schlecht mit den Werten abgestimmt, die früher bei den Überlegungen zum Gaswechsel benutzt wurden (Tab. 5 u. 6).

Ändert man die vorausgesetzten Größen entsprechend (Tab. 9) und nimmt gleichzeitig an, daß die Compliance in einem sinnvollen Ausmaß erniedrigt und die Reibungswiderstände erhöht sind (Tab. 9), dann führt die

Tabelle 9. *Optimale Atemfrequenz nach* MEAD *1960b bei verminderter Compliance C und erhöhtem Widerstand R.* $\dot{V}_A$ *und* V_D *wurden mit den Werten abgestimmt, die bei den Überlegungen zum Gaswechsel benutzt wurden (Tab. 5 und 6).*

Gewicht kg	$\dot{V}_A$ ml	V_D ml	C ml/cmWS	R cmWS/l./sec	τ Minuten	Frequenz bei minimaler Druckamplitude ΔP	beobachtete Frequenz
3	360	6	3,0	40,0	$2{,}0 \cdot 10^{-3}$	72	73
10	1350	25	10,0	20,0	$3{,}3 \cdot 10^{-3}$	50	44
23	3030	60	30,0	15,0	$7{,}5 \cdot 10^{-3}$	28	31

revidierte Berechnung erneut zu einer recht guten Übereinstimmung zwischen berechneten und beobachteten Atemfrequenzen. Zweifellos hat auch dieses Resultat kaum mehr als grob qualitative Bedeutung. Immerhin ist es damit möglich, die unter Narkosebedingungen meßbare Widerstandserhöhung apparativer und funktioneller Art (Kap. IV), die vom Grundumsatz her wahrscheinliche alveolare Ventilation (Tab. 7) und eine zumindest geringfügige apparative Totraumvergrößerung mit den beobachteten Atemfrequenzen am besten in Einklang zu bringen. Dieser Umstand spricht deshalb sehr für die Annahme von MEAD 1960, daß der minimale Kraftaufwand bei der Regulierung der äußeren Ventilation eine größere Rolle als die minimale Atemarbeit spielt.

Letzten Endes ist dieser Gesichtspunkt auch für die Technik der künstlichen Beatmung nicht ohne Bedeutung. Drei wesentliche Forderungen sind an eine optimale Respiratortherapie zu stellen.

Im Vordergrund steht selbstverständlich eine adäquate alveolare Ventilation, die freilich bei Patienten, die wegen einer Ateminsuffizienz beatmet werden müssen, kaum jemals allein auf Grund der äußeren Ventilation zu beurteilen ist. So dürfte es überhaupt zweifelhaft sein, ob man für die langfristige Beatmung tatsächlich verbindliche Ventilationsgrößen angeben kann. Da das Atemminutenvolumen von einer Vielzahl von Faktoren abhängt, sind Blutgasanalysen grundsätzlich unentbehrlich und Korrekturen danach leicht durchzuführen. In jedem Fall erscheinen die von RADFORD et al. 1954 empfohlenen Ventilationsnormen für Säuglinge und Kleinkinder zu niedrig. Die eigenen Befunde bestätigen durchaus, daß die höheren Werte von ENGSTRÖM et al. 1962 adäquater sein dürften. Allerdings wurde für beide Nomogramme ein P_{CO_2} von 40 mmHg zugrunde gelegt. Tatsächlich ist der CO_2-Partialdruck bei Kindern dieser Altersklasse jedoch offensichtlich niedriger (GRAHAM u. WILSON 1955, STAIILMANN u. MEECE 1957, WEISBROT et al. 1958, OLIVER et al. 1961, WULF 1960, BARTELS u. WENNER 1965, WENNER 1966, RIEGEL 1963, CASSELS u. MORSE 1953).

Unabhängig davon gibt es ohnehin kaum noch einen Zweifel darüber, daß während einer kurzfristigen Beatmung für die Dauer einer Operation eine mäßige Hyperventilation schadloser als eine Hyperkapnie ist (FREEMANN et al. 1964). Dabei sei von Ausnahmesituationen der Gefäß- und Neurochirurgie abgesehen. Andererseits bestätigen die wenigen gleichzeitigen Messungen von äußerer Ventilation und CO_2-Eliminierung während Kindernarkosen, daß es unter Beatmung mit vergleichbar hohem Atemminutenvolumen keineswegs zu einer sonderlichen Hypokapnie kommt (NIGHTINGALE et al. 1965, FREEMAN et al. 1964). Zwar haben OKMIAN et al. 1966 unter intraoperativer Beatmung nach den RADFORD-Normen normale oder sogar erniedrigte P_{CO_2}-Werte gefunden. Dabei wurde die künstliche Ventilation allerdings unter einer besonders niedrigen Frequenz (20 Perioden/min) durchgeführt, so daß die Totraumbelüftung zugunsten der alveolaren Ventilation stark reduziert war. Bei dieser Beatmungsform ist aber eine relativ große Druckamplitude notwendig (20 cmWS), die mit Rücksicht auf die atemmechanischen Belange und die hämodynamischen Rückwirkungen nicht optimal erscheint. Immerhin sei ausdrücklich betont, daß die vorläufige Empfehlung eines relativ hohen Beatmungsvolumens selbstverständlich nur in Verbindung mit einer entsprechend hohen Atemfrequenz gilt.

Zweifellos sind zur endgültigen Klärung des Problems weitere Untersuchungen notwendig. Dabei müssen noch zwei andere Punkte einbezogen werden, um wichtige Forderungen an eine gute künstliche Beatmung zu erfüllen: Erstens soll, wie bereits angedeutet, die Beatmungsdruckamplitude wegen der Rückwirkungen auf Totraum und Hämodynamik möglichst niedrig sein (SPALDING 1963, SCHERRER u. HODLER 1957, SCHORER 1965). Zweitens sollte die Ventilation möglichst gleichmäßig alle Alveolen erreichen, um unter normaler alveolarer O_2-Konzentration eine normale arterielle Sättigung zu erreichen.

Aus den früheren Überlegungen (s. S. 69ff.) geht hervor, daß es eine ganz bestimmte optimale Frequenz gibt, bei der die Druckamplitude minimal ist. Diese Frequenz hängt im wesentlichen von dem Verhältnis zwischen elastischen und viskösen Widerständen des Thorax-Lungen-Systems, vom funktionellen Totraum und von der alveolaren Ventilation ab. Tatsächlich ist der Zusammenhang noch verwickelter (WIDDICOMBE u. NADEL 1963). Doch dürfen weitere, vorwiegend dynamische Faktoren für den Augenblick unberücksichtigt bleiben. Die im Hinblick auf die Druckamplitude angestellten Berechnungen (Tab. 8 u. 9) sowie die eigenen Befunde sprechen sehr dafür, daß vor allem bei jungen Säuglingen eine hohe Atemfrequenz von wenigstens 35–40 Perioden/min anzustreben ist. Zwar sind niedrigere Frequenzen möglich und werden bei normaler Hämodynamik zumindest vorübergehend toleriert. Ob jedoch die von ENGSTRÖM et al. 1962, OKMIAN 1963 sowie von OKMIAN et al. 1966 grundsätzlich vorgeschlagene Beatmungsfrequenz von 20–30 Perioden/min optimal ist, muß vorerst in Zweifel gezogen werden. Eine endgültige Klärung ist freilich erst von der gleichzeitigen Messung der Atemmechanik und der Hämodynamik zu erwarten.

Unter den wenigen, konkreten Hinweisen für die Beatmungstechnik junger Säuglinge oder Kleinkinder findet sich unter anderem auch die Empfehlung, man solle die Atemstromstärke möglichst niedrig halten, um auf diese Weise die hohen Strömungswiderstände zu berücksichtigen (MUSHIN et al. 1962, REYNOLDS u. ETSTEN 1966). Wie gezeigt wurde (s. S. 67ff.), ist dabei jedoch zu beachten, daß die Atemstromstärke in erster Linie eine Funktion des Atemminutenvolumens ist und damit indirekt von der optimalen Frequenz und dem Totraum abhängt (s. Tab. 7).

Es gibt allerdings noch eine andere Größe, die einen entscheidenden Einfluß auf die maximale inspiratorische Atemstromstärke und damit zugleich auch auf die intrapulmonale Verteilung des Atemvolumens hat, das ist der Atemzeitquotient.

Der Sachverhalt sei an einem Lungenmodell mit zwei Alveolen erläutert (Abb. 41). Es wird angenommen, daß der Strömungswiderstand R_1 im Bronchus der rechten Alveole A_1 sehr viel niedriger als der Widerstand R_2 im Bronchus der linken Alveole A_2 ist. Die Compliance sei unendlich groß und kann darum vernachlässigt werden. Nun soll unter gleichmäßigem Beatmungsdruck eine bestimmte alveolare Ventilation von rund 5,3 l/min erzielt werden. Wenn die Atemfrequenz dabei konstant ist, dann leuchtet es

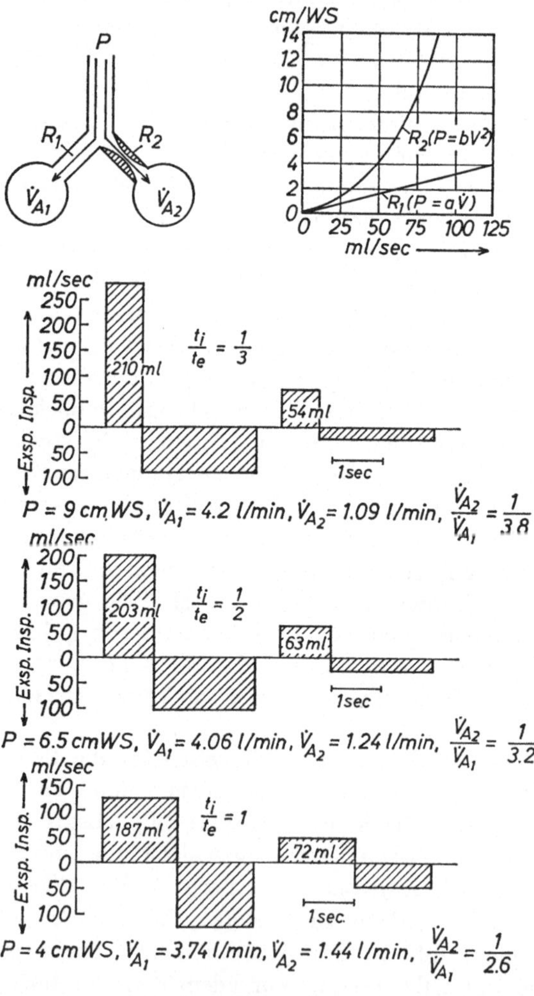

Abb. 41. Zusammenhang zwischen Atemzeitquotient und Verteilungsstörung, wenn unter einem veränderlichen Verhältnis zwischen Inspirations- und Exspirationszeit eine konstante alveolare Ventilation von rund 5,3 l/min erzielt werden soll. V_A = alveolare Ventilation, R = Strömungswiderstand, P = Beatmungsdruck, V = Stromstärke, t_i = Inspirationszeit, t_e = Exspirationszeit.

ohne weiteres ein, daß die inspiratorische Atemstromstärke um so größer sein muß, je kürzer die Inspirationszeit, bzw. je kleiner das Verhältnis zwischen Inspirationszeit und Exspirationszeit t_i/t_e ist (Abb. 41). Um eine höhere Stromstärke zu erreichen, muß auch der Beatmungsdruck P ansteigen. Außerdem führt der unterschiedliche Widerstand zwischen linkem und rechtem Bronchus dazu, daß in die eine Alveole mehr Volumen als in die andere gelangt.

Diese sogenannte Verteilungsstörung kann daher durch Verlängerung der Inspirationszeit gebessert werden (Abb. 41). Gleichzeitig ist es dabei möglich, den Beatmungsdruck zu senken.

Nun kommt es während einer Langzeitbeatmung wegen schlechter Sekretelimination und kaum vermeidbarer entzündlicher Reaktionen im Bronchialsystem praktisch immer zu Verteilungsstörungen dieser Art. Darum ist es durchaus möglich, daß die vermeintliche Senkung des intrathorakalen Mitteldruckes, die mit einer Veränderung des Atemzeitquotienten erreicht wird, durch die andererseits notwendige Erhöhung der Beatmungsdruckamplitude und die Zunahme der Verteilungsstörung wieder aufgehoben wird. Tatsächlich haben SPALDING u. SMITH 1963 eine sehr ausgeprägte Vergrößerung des funktionellen Totraumes nachgewiesen, wenn die Inspirationszeit verkürzt wurde. Es erscheint darum empfehlenswert, in der Regel ein normales Verhältnis von 1/1,2–1,3 zwischen Inspirations- und Exspirationszeit einzuhalten. Inwieweit im Einzelfall eine extreme Änderung des Atemzeitquotienten zu einem effektiven Nutzen führt, dürfte ebenfalls erst zu entscheiden sein, wenn Atemzeitquotient, funktioneller Totraum, alveolo-kapilläre Sauerstoffdifferenz und Hämodynamik im gleichen Untersuchungsgang gemessen werden.

Zusammenfassung

Bei lungengesunden Kindern bis zum 6. Lebensjahr wurden während Maskennarkosen pneumotachographisch Atemfrequenz, Atemhubvolumen, Atemminutenvolumen sowie maximale inspiratorische und exspiratorische Atemstromstärke gemessen. Die Ergebnisse (s. Anhang, Kap. V.) sind wegen des großen Atemminutenvolumens und der hohen Atemfrequenzen bei relativ niedrigem Atemhubvolumen auffallend. Unter den drei Veränderlichen der äußeren Ventilation zeigt das Atemhubvolumen die geringste Streuung.

Trotz der großen Gesamtventilation scheint keine Hyperventilation vorzuliegen. Da Messungen des Gaswechsels und des funktionellen Totraumes in die vorliegenden Untersuchungen nicht einbezogen wurden, sind zwar nur approximative Rückschlüsse auf die alveolare Ventilation möglich. Die Einbeziehung der Beobachtungen anderer Autoren gestattet jedoch die

Schlußfolgerung, daß der maximal zulässige apparative Totraum von Masken, Ventilen und Verbindungsstücken bei Säuglingen unter Spontanatmung relativ klein ist. Er sollte bei einem Kind von rund 3 kg Körpergewicht nicht mehr als 4 ml, bei einem 1jährigen Kind (10 kg Körpergewicht) nicht mehr als 10 ml und bei einem 6jährigen Kind (23 kg Körpergewicht) nicht mehr als 25 ml betragen. Bis zum 2.–3. Lebensjahr, entsprechend einem Entwicklungsstand von 15–17 kg Körpergewicht sollte darum grundsätzlich ein halboffenes Narkosesystem mit hohem Frischgaszustrom verwendet werden. Nach dem 3. Lebensjahr kann man zum halbgeschlossenen Narkosekreis für Erwachsene übergehen.

Die hohen Atemfrequenzen mögen zum Teil darauf zurückzuführen sein, daß die Messungen intraoperativ durchgeführt wurden, so daß die Schmerzreaktion eine gewisse Rolle gespielt haben könnte. Zum überwiegenden Teil dürfte es sich jedoch um den Ausdruck der besonderen atemmechanischen Verhältnisse des Thorax-Lungen-Systems bei Säuglingen und Kleinkindern handeln.

Im Schrifttum wird der Standpunkt vertreten, daß sich die Atmung in der Regel auf eine bestimmte Frequenz einstellt, so daß die Atemarbeit minimal ist. Von anderer Seite wird angenommen, daß nicht die Atemarbeit, sondern der Kraftaufwand für die optimale Atemfrequenz maßgeblich ist. Auf Grund der Untersuchungsergebnisse anderer Autoren über Compliance und Resistance bei Kindern läßt sich die optimale Atemfrequenz berechnen.

Unter Einbeziehung der eigenen Beobachtungen müßte demnach die Atemfrequenz unter minimaler Druckamplitude bei jungen Säuglingen entsprechend einem Entwicklungsstand von 3 kg Körpergewicht um 72 Perioden/min, bei 1jährigen Kindern (10 kg Körpergewicht) um 50 Perioden/min und bei 6jährigen Kindern (23 kg Körpergewicht) um 28 Perioden/min liegen. Diese theoretisch errechneten Werte stimmen sehr gut mit den tatsächlich beobachteten Frequenzen überein, was für die Annahme spricht, daß der Kraftaufwand bei der Atemregulation eine maßgebliche Rolle spielt.

Aus diesen Überlegungen ergeben sich gewisse Konsequenzen für die Durchführung einer künstlichen Beatmung bei Säuglingen und Kleinkindern. Weiterhin hat der Tatbestand besonders großer Strömungswiderstände in diesem Lebensalter, der aus den anatomischen Dimensionen des Bronchialsystems ohne weiteres verständlich ist, zu der Empfehlung geführt, die Beatmungsstromstärke während einer Respiratorbehandlung sehr klein zu halten. Bei der praktischen Handhabung ist allerdings darauf zu achten, daß die Atemstromstärke keineswegs beliebig stark reduziert werden kann, denn damit würde gleichzeitig das Ventilationsvolumen absinken.

Es wird dargelegt, daß die Atemstromstärke in erster Linie vom Atemminutenvolumen abhängt, daß seinerseits wiederum von alveolarer Ventilation, funktionellem Totraum und Atemfrequenz bestimmt wird. Lediglich in gewissen Grenzen ist eine Änderung der Atemstromstärke möglich, wodurch sich vor allem der Atemzeitquotient ändert. Außerdem ergeben sich hierbei Rückwirkungen auf den funktionellen Totraum und die Gleichmäßigkeit der intrapulmonalen Belüftung.

Summary

In children without pulmonary disease up to 6 years of age during inhalational anaesthesia respiratory frequency, tidal volume, minute volume and maximal inspiratory and exspiratory flow rates were measured by pneumotachography. The results (see Appendix, Chap. V) are remarcable with respect to considerable high frequencies and minute volume but rather low tidal volumes. In contrast to minute volume and frequency tidal volume showed the smallest variance.

Inspite of the high ventilation per minute it seems, that real hyperventilation did not occur. As measurements of gaseous metabolism and functional dead space were not included in this investigation, it was only possible, to draw indirect conclusions on alveolar ventilation, combining the results of this investigation with observations of other authors. This leads to the preliminary conclusion, that under spontaneous respiration the tolerated additional dead space of face masks, valves and adaptors is considerably low. For infants of 3 kg body weight the limit was confirmed to be 4 ml. In an infant of about 1 year of age (10 kg body weight) additional dead space should not exceed 10 ml an in a child of 6 years of age (23 kg body weight) it should be limited to 25 ml. Up to an age of 2–3 years, corresponding to about 15–17 kg body weight, the semi open technique with high inflow of fresh gas is generally advisable. In children older than 3 years the same semiclosed circle systems as in adults may be used.

The high respiratory frequencies partly may be due to the fact, that measurements were performed during operation. So pain probably influenced ventilation in some respect. Moreover the high respiratory frequencies seemed to indicate the special mechanical conditions of breathing in infants and small children.

Other authors have proved, that ventilation pattern is governed by the principle of minimal effort. So frequency is adjusted to minimal respiratory work. In contrast to this theory it was proposed, that frequency is adjusted to minimal force. Using datas of compliance and resistance from literature, optimal frequencies for children of different age were calculated. Additional observations of this investigation would lead one to exspect that the respiratory frequency under the condition of minimal pressure amplitude should be 72 cycles/min in young infants, corresponding to 3 kg body weight. It should be 50 cycles/min in infants 1 year of age (10 kg body weight) and 28 cycles/min in infants 6 years of age (23 kg body weight). These predicted values correspond very well to the actually observed frequencies and apply to the hypothesis, that for the regulation of ventilatory pattern minimal force is more important than minimal work. Based on these considerations, certain consequences for the technique of artificial respiration in infants and small children are drawn.

With respect to the high airway resistance in infants it was recommended by other authors, to keep maximal flow rates very low during artificial respiration. However, in clinical practice it is not possible, to reduce maximal flow rates indefinitely, otherwise ventilation per minute would decrease beyond critical limits.

It is demonstrated, that respiratory flow rates and minute volume are strictly correlated and primarily depends on alveolar ventilation, functional dead space and respiratory frequency. Under the condition of a constant minute volume flow rates may be varied only within small limits, which depends on inspiratory-exspiratory time ratio. This fact is important with respect to uneven distribution of air in the lungs, alterations of dead space and circulation.

IV. Atemmechanik

1. Einleitung

Während die Untersuchung der Lungenventilation und des Gaswechsels seit Jahrzehnten zur routinemäßigen klinischen Funktionsdiagnostik gehört, ist die Frage nach den mechanischen Kräften, die bei der Atmung eine Rolle spielen, erst in den letzten 10–15 Jahren in den Vordergrund des allgemeinen Interesses gerückt. Zwar hat es schon im vorigen Jahrhundert vereinzelt Ansätze zur Erforschung dieses Problems gegeben. Auch Versuche einer ersten klinischen Nutzanwendung sind sehr alt (WALDENBURG 1880). Trotzdem und ganz im Gegensatz zur Mechanik des Blutkreislaufs blieb die eigentliche Atemmechanik lange Zeit relativ unbeachtet.

Dies änderte sich angesichts der Erkenntnis, daß die Atemmechanik nicht nur unter dem Aspekt des Physiologen von Bedeutung ist, sondern daß zahlreiche therapeutisch beeinflußbare Störungen der Atmung rein mechanisch erklärt werden müssen. Ein wesentlicher Impuls ging nicht zuletzt auch von der Vereinfachung der Meßtechnik aus, die mit der Einführung der Oesophagusdruckmessung an Stelle der Pleurapunktion verbunden war (BUYTENDIJK 1949).

Das wachsende Interesse fand im Schrifttum sehr bald einen sichtbaren Niederschlag (MEAD 1961). Soweit es sich dabei nicht um methodische Mitteilungen handelt, betreffen die meisten dieser Untersuchungen allerdings den gesunden Erwachsenen oder die große Gruppe der obstruktiven und restriktiven pulmonalen Erkrankungen.

Quantitative Angaben über die mechanischen Eigenschaften des Thorax-Lungen-Systems bei Säuglingen und Kleinkindern sind demgegenüber relativ lückenhaft. Bei den großen Fortschritten der allgemeinen pädiatrischen Diagnostik, vor allem auf dem Gebiet der Kardiologie, ist das an sich verwunderlich, denn kardiale und pulmonale Störungen sind sehr oft miteinander verknüpft.

Die zunehmende Zahl thoraxchirurgischer und kardiovasculärer Eingriffe bei zuweilen schwerkranken Kindern konfrontiert schließlich auch den Anaesthesisten immer häufiger mit Aufgaben, die ohne Kenntnis atemmechanischer Belange kaum adäquat gelöst werden können.

Eine besondere Aktualität hat vor allem die Frage nach dem Energieumsatz der Atemmuskulatur gewonnen. Bei gestörter Atemmechanik wäre es denkbar, daß der Sauerstoffverbrauch der Atemmuskulatur zu Lasten

anderer lebenswichtiger Organe geht oder eine vermehrte Herzleistung
erfordert. Solche Überlegungen spielen zur Zeit bei der Indikation zur
künstlichen Beatmung eine große Rolle (CHRISTLIEB et al. 1963, THUNG et
al. 1963, DAMMANN et al. 1963, ZEITLIN 1965, SWENSSON 1962 u. 1964,
BJÖRK u. ENGSTRÖM 1957, CARLENS et al. 1960, NORLANDER et al. 1961,
KEUSKAMP 1963). Nun besteht zwar kein Zweifel darüber, daß die
Respiratortherapie manchen Krankheitsverlauf günstig beeinflußt. Ob
diese Wirkung jedoch mehr oder weniger ausschließlich auf den Wegfall der
Atemarbeit zurückzuführen ist, könnte durchaus bezweifelt werden.

Im Vergleich zu der mechanischen Leistung des Herzens erscheint die
normale Atemarbeit sowohl beim Erwachsenen als auch beim Kind sehr
gering (Tab. 10 u. 11). Ein nennenswerter Energieverbrauch der Atembewegungen ist daher kaum denkbar. Nach allgemeiner Überzeugung
beträgt der Anteil des Grundumsatzes, der von der Atemmuskulatur bean-
sprucht wird, normalerweise höchstens 5%, gewöhnlich sogar weniger als
2% (MILIC-EMILI et al. 1962, ROSSIER u. BÜHLMANN 1959, LILJESTRAND
1918, NIELSEN 1936, OTIS 1954, OTIS et al. 1950, COOK et al. 1955).

Tabelle 10. *Atemarbeit bei Erwachsenen – ausgewählte Daten aus dem Schrifttum*
(Zahlen in Klammern = Mittelwerte)

Bemerkungen	Kollektiv Zahl	Atemminutenvolumen ml/min	Atemarbeit mkp/min	Autoren
gesund	5	4500–9000 (6560)	0,073–0,181 (0,107)	ZEILHOFER u. RUPRECHT 1961
gesund	11	7700–11600 (10140)	0,22–0,75 (0,46)	McGREGOR u. BECKLAKE 1961
gesund	10	6500–10600 (8700)	0,19–0,46 (0,29)	McILROY et al. 1954
trainierte Sportler	4	4575–15400 (1200)	0,09–0,54 (0,305)	ROSSIER u. BÜHLMANN 1959
gesund, im Tankrespirator	3	8000– 9000	0,4–0,5	OTIS et al. 1950
gesund	5	5000–10000	0,3–0,6	CHRISTIE 1953*
Emphysem oder Asthma	5	6200–12000 (9280)	0,71–1,65 (1,28)	McGREGOR u. BECKLAKE 1961
Mitralstenose	26	8600–26700 (14800)	0,39–1,77 (0,818)	MARSHALL et al. 1954

* aus Abbildungen interpoliert

Erst unter einem Vielfachen des normalen Atemminutenvolumens wird
der Energieumsatz der Atemmuskulatur so groß, daß er ins Gewicht fällt
und dann unter Umständen die Ventilationsleistung und die allgemeine
Leistungsfähigkeit beeinflußt (ROSSIER u. BÜHLMANN 1959, OTIS 1959,

Tabelle 11. *Atemarbeit bei gesunden und kranken Säuglingen und Kleinkindern – ausgewählte Daten aus dem Schrifttum*
(Zahlen in Klammern = Mittelwerte)

Alter	Gewicht kg		Bemerkungen	Kollektiv Zahl	Druckamplitude ΔP cmWS	Atemminutenvolumen ml/min	Atemarbeit mkp/min	Autoren
Neugeb.	7 Tg.	3 kg	gesunde Kinder	38	2,9–12,6 (5,9)	385–2750 (744)	0,007–0,121 (0,024)	Cook et al. 1957
Neugeb.	11 Tg.	2,30–3,96	gesunde Kinder	15	2,6–7,9 (4,8)	490–980 (730)	0,0096–0,037 (0,02)	Swyer et al. 1960
Säugl.	12 Tg.	2,8–3,4	gesunde Kinder	7		443–678 (578)	0,011–0,052 (0,026)	McIlroy u. Tomlinson 1955
Säugl.	11 Tg.	2,2–5,7 (3,8)	Beatmungsarbeit unter Intubationsnarkose	15		420–930 (744)	0,034–0,108 (0,065)	Reynolds u. Etsten 1966
Säugl.	24 Mo.	2,7–11,7 (7,9)	Sedierung mit Chloralhydrat	24	4,6–11,0 (7,4)	600–2560 (1564)	0,025–0,138 (0,068)	Krieger 1963
Neugeb.	10 Tg.	3 kg	RDS	2	4,3–20,8 (13,8)		0,014–0,079 (0,050)	Cook et al. 1957
Säugl.	1 J.	2,7–13,2 (7,7)	Bronchiolitis	18	11,8–24,0 (16,0)	780–3660 (2098)	0,056–0,442 (0,206)	Krieger u. Whitten 1964
Säugl.	20 Mo.	2,4–12,7 (7,0)	Bronchopneumonie	9	10,9–16,0 (13,6)	748–3528 (2126)	0,052–0,333 (0,181)	Krieger u. Whitten 1964
Neugeb.	11 Tg.	2,9–4,1	Spontanatmung unter sub-max. äußerer Stenose	20	23,0–55,0 (29,0)			Smith 1942
Frühgeb.		1,0–2,1	Spontanatmung unter sub-max. äußerer Stenose		13,0–40,0 (15,0)			Smith 1942
Neugeb.	48 Std.	1,3–4,2	3,3–11,4 pcm/ml (6,0)					Karlberg u. Koch 1962*

* nach Umrechnung der Meßwerte in der Originalarbeit

MILLAHN u. ECKERMANN 1961 u. 1964, McKERROW u. OTIS 1956). Dabei handelt es sich jedoch um Größenordnungen der Ventilation, die praktisch nur in der Arbeitsmedizin eine Rolle spielen.

Immerhin spricht die Fähigkeit zu einer Steigerung der Atemarbeit um mehr als auf das Hundertfache des Normalen (McGREGOR u. BECKLAKE 1961, ROSSIER u. BÜHLMANN 1959, COOPER 1961) für eine sehr große Leistungsreserve der Atmung.

Diese Annahme wird durch die Beobachtung gestützt, daß im Krankheitsfall eine mäßige Erhöhung der Atemarbeit auf das 5–10fache des Normalwertes (Tab. 10) oft über Jahre toleriert wird. Allerdings wurde in speziellen Krankheitssituationen nachgewiesen, daß die allgemeine Sauerstoffaufnahme des Organismus unter künstlicher Beatmung zuweilen um einen entscheidenden Betrag gesenkt werden kann (THUNG et al. 1963, THUNG u. NORLANDER 1966). Zugleich gibt es Anhaltspunkte dafür, daß eine Dyspnoe möglicherweise darauf zurückzuführen ist, daß der Kraftaufwand während der Atembewegungen dem Patienten jenseits einer bestimmten Grenze bewußt wird und zum Gefühl der Atemnot führt. In diesen Fällen wäre die Dyspnoe also eigentlich auf eine gesteigerte Atemarbeit zurückzuführen (CHRISTIE 1953, ROSSIER u. BÜHLMANN 1959, MARSHALL et al. 1954).

Bisher sind die Beobachtungen jedoch zu uneinheitlich, um daraus allgemeinverbindliche Schlußfolgerungen für die Therapie abzuleiten. Dabei würde es letzten Endes auf die Feststellung ankommen, daß unter bestimmten Umständen allein aus der Höhe der Atemarbeit und gegebenenfalls auch ohne die üblichen sichtbaren und blutgasanalytischen Kriterien der respiratorischen Insuffizienz eine Indikation zur künstlichen Beatmung besteht.

Ob dieser Nachweis speziell für Säuglinge und Kleinkinder überzeugend geführt werden kann, erscheint problematisch. Bei einem größeren Kollektiv von Kindern ungleichen Alters und Entwicklungsstandes ist die Konstellation der verschiedenen Faktoren, die in diesem Zusammenhang eine Rolle spielen können, sicherlich sehr unterschiedlich. Gerade im Krankheitsfall unterliegt der Grundumsatz den verschiedensten Einflüssen und es dürfte schwer nachzuweisen sein, worauf eine eventuelle Senkung der Sauerstoffaufnahme unter künstlicher Beatmung im Einzelfall zurückzuführen ist.

Es sei darum versucht, das Problem von anderer Seite anzugehen. Dabei sollen sich die anzustellenden Überlegungen nicht auf die Untersuchung der Sauerstoffaufnahme, sondern auf Messungen der Atemarbeit lungengesunder Patienten stützen. Die eigenen Erfahrungen beschränken sich allerdings auf entsprechende Untersuchungen bei Säuglingen und Kleinkindern bis zum 6. Lebensjahr (s. Kap. II, 5). Da sich die Kinder während der Messungen in Narkose befanden und es sich durchweg um Patienten handelte, bei denen die Operationsindikation den Allgemeinzustand nicht berührte (Hernien, Kryptorchismus usw.), erscheint es statthaft, bezüglich Grundumsatz und Wirkungsgrad der Atemmuskulatur über das Gesamtkollektiv einen einheitlichen Maßstab anzulegen. Lediglich die Form der Atmung sowie die atemmechanischen Eigenschaften des Thorax-Lungen-Systems und damit letzten Endes die Atemarbeit dürften unter der gegebenen Meßsituation nennenswerte individuelle Schwankungen aufweisen. Gerade dieser Punkt soll aber speziell untersucht werden, um über die Messung der Atemarbeit eine Relation zwischen Gesamtenergieumsatz und Energieumsatz der Atemmuskulatur zu finden.

2. Eigene Befunde

Wie dargelegt wurde (s. Kap. I), ist es zur Bestimmung der Atemarbeit ausreichend, wenn Druckamplitude und Atemminutenvolumen gemessen werden. Unter der Druckamplitude ΔP ist die Differenz zwischen Maximum

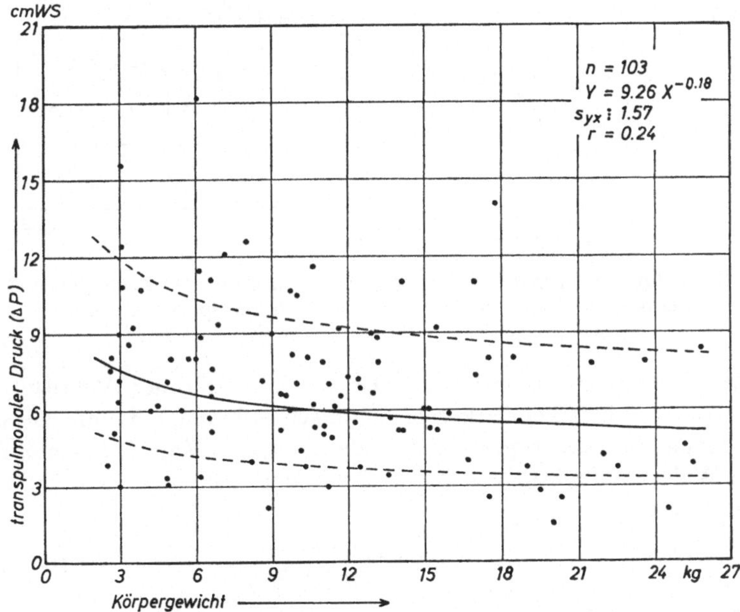

Abb. 42. Transpulmonale Druckamplitude bei Säuglingen und Kleinkindern unter Spontanatmung während Maskennarkosen

und Minimum der Druckkurve während eines Atemhubes zu verstehen. Die Atemarbeit kann dann aus dem Produkt von ΔP und AMV berechnet werden:

$$\text{A/min} = 0{,}66 \cdot \Delta P \cdot \text{AMV}. \qquad \text{(s. S. 38)}$$

Dabei entsteht ein Interpolationsfehler, dessen Größe von dem Verhältnis zwischen elastischen und viskösen Widerständen des Thorax-Lungensystems abhängt (s. Abb. 24).

Für einen Vergleich verschiedener Meßsituationen ist es notwendig, die Atemarbeit unter dem gegebenen Widerstand auf ein gemeinsames Atem-

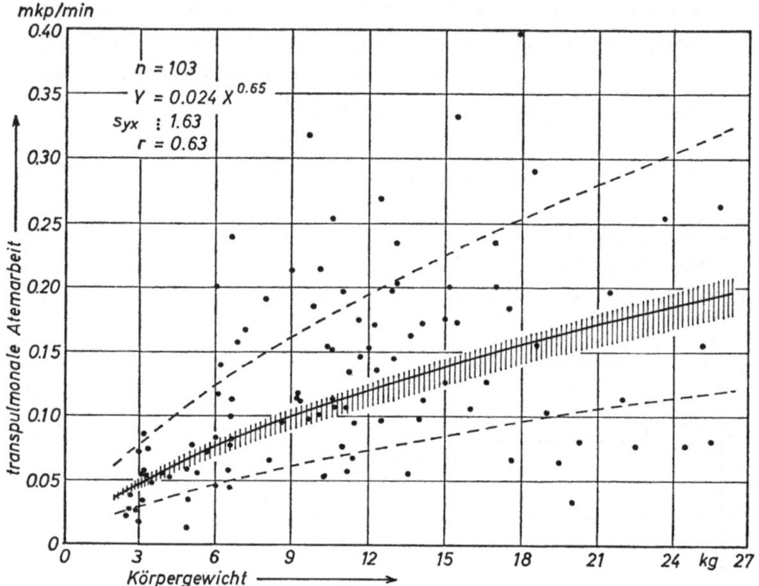

Abb. 43. Objektivierbare transpulmonale Atemarbeit bei Säuglingen und Kleinkindern während Maskennarkosen unter Spontanatmung

minutenvolumen zurückzuführen. Das ist innerhalb der Ventilationsschwankungen, die unter Narkosebedingungen auftreten, mit hinreichender Genauigkeit über den sog. mittleren Widerstand (s. Kap. I, 5c) möglich Dieser Widerstand wird ebenfalls aus Druckamplitude und Atemminutenvolumen berechnet:

$$\bar{R} = 29{,}43 \frac{\Delta P}{\mathrm{AMV}}.$$
(s. S. 29)

Aus $\bar{R}$ und dem korrigierten AMV' ist sodann die vergleichbare Atemarbeit zu ermitteln:

$$\mathrm{A/min_{korrigiert}} = 22{,}4 \cdot \bar{R} \cdot \mathrm{AMV'^2}.$$
(s. S. 32)

Transpulmonale Druckamplitude (s. Kap. II, 2) und Atemminutenvolumen wurden bei 103 Kindern gemessen und die objektivierbare transpulmonale Atemarbeit daraus interpoliert (Abb. 35, 42 u. 43). Der Interpolationsfehler

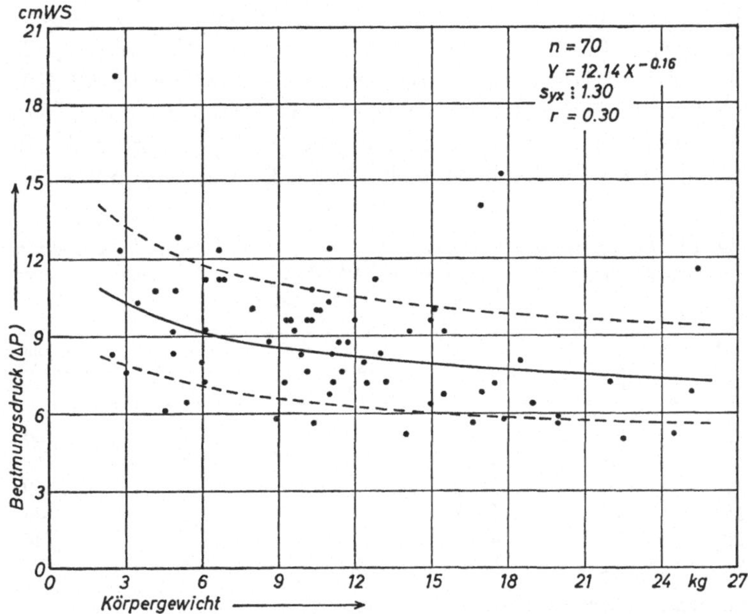

Abb. 44. Beatmungsdruckamplitude bei Säuglingen und Kleinkindern unter oroendotrachealer Intubation und Muskelrelaxation

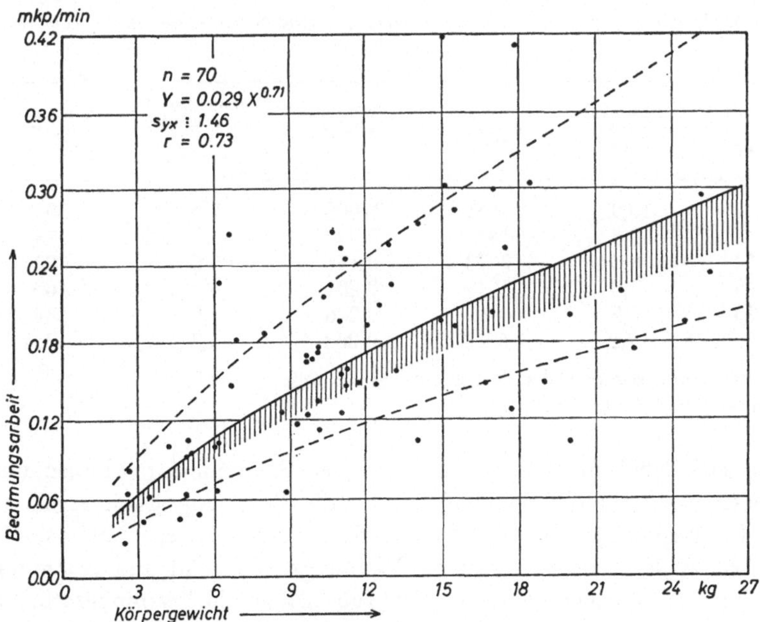

Abb. 45. Beatmungsarbeit bei Säuglingen und Kleinkindern unter oroendotrachealer Intubation und Muskelrelaxation

(Abb. 43, schraffiert) ist, gemessen an der Streuung der Einzelwerte, bedeutungslos. Für Vergleichszwecke wurden außerdem mittlerer Widerstand und Atemarbeit pro Volumeneinheit berechnet (Tab. 12). Bei 70 Kindern wurde im Anschluß an die Registrierung der Spontanatmung die Beatmungsarbeit unter oroendotrachealer Intubation und Muskelrelaxation gemessen (Abb. 44 u. 45, Tab. 13). Das Beatmungsvolumen

Tabelle 12. *Transpulmonale Druckamplitude, objektivierbare transpulmonale Atemarbeit und mittlerer Widerstand bei Säuglingen und Kleinkindern für 6 repräsentative Gewichtsklassen (s. Abb. 35, 42 u. 43)*

Gewicht kg	Druckamplitude ΔP* cmWS	Atemminuten- volumen* ml/min	transpulmonale Atemarbeit* mkp/min	Atemarbeit pro Volumeneinheit** pcm/ml	transpulmonaler Widerstand** dyn sec cm^{-5}
2	8,2	662	0,038	5,7	364
5	6,9	1440	0,068	4,7	119
10	6,1	2590	0,106	4,1	69
15	5,7	3655	0,138	3,8	46
20	5,4	4665	0,167	3,6	34
25	5,2	5637	0,192	3,4	27

* aus den Regressionsgleichungen berechnet
** aus ΔP und AMV interpoliert

Tabelle 13. *Beatmungsdruckamplitude, Beatmungsarbeit und mittlerer Beatmungswiderstand bei Säuglingen und Kleinkindern für 6 repräsentative Gewichtsklassen (s. Abb. 44, 45 u. 46)*

Gewicht kg	Druckamplitude ΔP* cmWS	Beatmungs- volumen* ml/min	Beatmungs- arbeit* mkp/min	Beatmungsarbeit pro Volumen- einheit** pcm/ml	Beatmungswider- stand** dyn sec cm^{-5}
2	10,9	638	0,048	7,5	503
5	9,5	1443	0,092	6,4	194
10	8,4	2678	0,151	5,6	92
15	7,9	3849	0,201	5,2	60
20	7,5	4969	0,246	4,9	44
25	7,2	6062	0,288	4,7	35

* aus den entsprechenden Regressionsgleichungen berechnet
** aus ΔP und AMV interpoliert

entsprach dabei annähernd dem jeweiligen Atemminutenvolumen unter Spontanatmung (Abb. 35 u. 46). Auch die Beatmungsarbeit ergab sich durch Interpolation aus ΔP und dem Beatmungsvolumen (Abb. 44, 45 u. 46). Zusätzlich wurden mittlerer Beatmungswiderstand und Beatmungsarbeit pro Volumeneinheit berechnet (Tab. 13), um die Beatmungsarbeit für die Gegenüberstellung zur transpulmonalen Arbeit (Abb. 47) auf das Atemminutenvolumen unter Spontanatmung zu korrigieren.

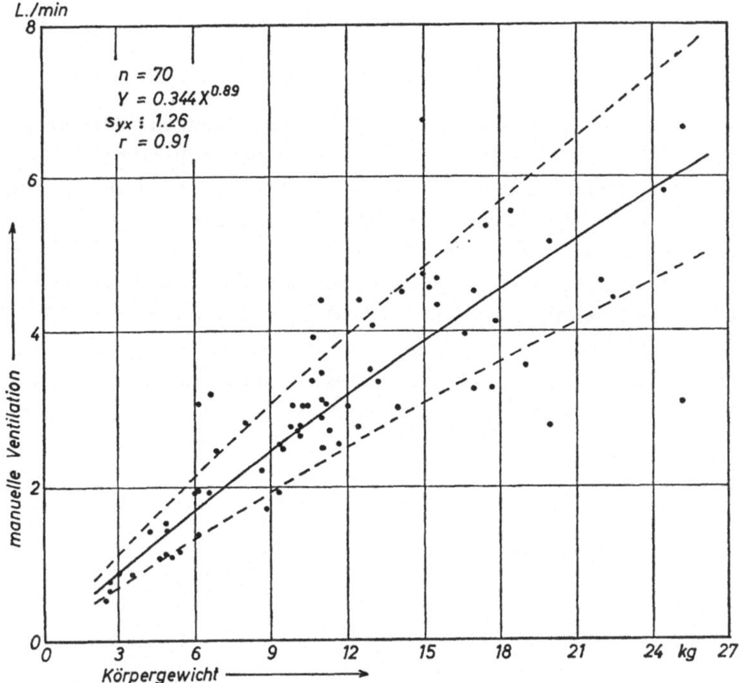

Abb. 46. Beatmungsvolumen, unter dem die Beatmungsarbeit (Abb. 45) gemessen wurde

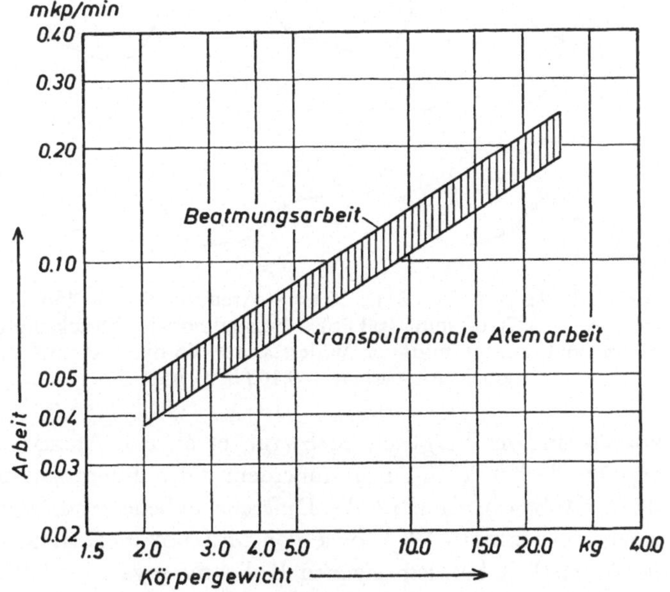

Abb. 47. Gegenüberstellung von transpulmonaler Atemarbeit und Beatmungsarbeit

3. Besprechung

Im Vergleich zum Erwachsenen (Tab. 10) erscheint die Atemarbeit bei den hier untersuchten Kindern (Abb. 43 u. 45) überraschend hoch. Dagegen sind die Unterschiede zu Befunden, die von anderen Autoren bei Säuglingen und Kleinkindern erhoben wurden (Tab. 11), nicht sehr groß. Cook et al. 1957, Swyer et al. 1960 sowie McIlroy u. Tomlinson 1955 fanden bei Neugeborenen und jungen Säuglingen, daß sich die transpulmonale Atemarbeit im Durchschnitt zwischen 0,020–0,026 mkp/min bewegt (Tab. 11). Dabei war die Ventilation allerdings wesentlich niedriger. Führt man die eigenen Befunde jedoch auf ein entsprechendes Atemminutenvolumen zurück, so ergibt sich im Vergleich zu Cook et al. eine Arbeit von

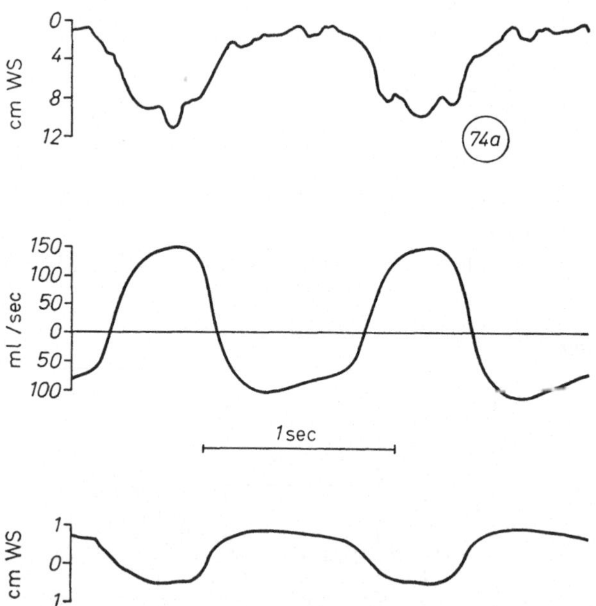

Abb. 48. Beispiel 74a – J. W., 2 J., 12 kg – Atemfrequenz = 45/min, Atemminutenvolumen = 3276 ml/min (BTPS), transpulmonale Druckamplitude = 7,4 cmWS, transpulmonaler mittlerer Widerstand = 66 dyn sec cm^{-5}, transpulmonale Atemarbeit = 0,160 mkp/min

0,029 mkp/min und im Vergleich zu Swyer et al. eine Atemarbeit von 0,028 mkp/min. Berücksichtigt man außerdem einen Interpolationsfehler von 10–15% (Abb. 43), dann ist die Differenz unbedeutend. Unter den Bedingungen von Krieger 1963 sowie von McIlroy u. Tomlinson 1955 würde die Atemarbeit bei dem eigenen Kollektiv sogar nur 0,018 bzw. 0,049 mkp/min betragen, wäre also deutlich kleiner. Reynolds u. Etsten 1966 beobachteten bei Säuglingen unter künstlicher Beatmung eine durchschnittliche Beatmungsarbeit von 0,065 mkp/min. Demgegenüber liegt die durchschnittliche Beatmungsarbeit bei einem entsprechenden Atemminutenvolumen von 630 ml/min nach den eigenen Messungen bei 0,023 mkp/min, ist also ebenfalls wesentlich geringer. KARLBERG u. KOCH 1962 bestimmten lediglich die Atemarbeit pro Atemhub. Atemminutenvolumen und Druckdifferenz sind dagegen nicht angegeben. Aus den mitgeteilten Einzelwerten läßt sich aber die Arbeit pro Volumeneinheit berechnen. Sie liegt praktisch in der gleichen Größenordnung wie bei den eigenen Befunden (Tab. 11, 12 u. 13).

Insgesamt spricht die Relation der vorliegenden Befunde zu den Ergebnissen anderer Autoren (Tab. 11) dafür, daß es unter dem Einfluß einer tiefen Narkose zu keinen entscheidenden Veränderungen der intrapulmonalen Widerstände kommt. Die große Atemarbeit (Tab. 12 u. 13, Abb. 43 u. 45) beruht also offenbar in erster Linie auf Veränderungen der Ventilation. Diese Feststellung gilt jedoch im Hinblick auf später zu erörternde Gesichtspunkte (s. S. 93 ff.) mit Vorbehalt. Es ist selbstverständlich, daß bei einer Vergrößerung des Atemminutenvolumens auch die Atemarbeit ansteigt. Dabei ist es aber durchaus möglich, daß die inneren Widerstände des Thorax-Lungen-Systems unter einer Hyperventilation sogar niedriger werden, wie Untersuchungen bei Erwachsenen gezeigt haben (McILROY et al. 1954).

Die eigenen Beobachtungen bei Kindern bestätigen diese Feststellung. So ergibt sich zum Beispiel bei einem 2jährigen Kind unter ruhigem unbeeinflußtem Schlaf und einem Atemminutenvolumen von 3,3 l/min eine transpulmonale Atemarbeit von 0,160 mkp/min (Abb. 48, Beispiel 74a). Während sonst unauffälliger Narkose steigt die Ventilation intraoperativ auf 4,64 l/min an (Abb. 49, Beispiel 74b). Bei dem gleichen Widerstand wie vorher wäre eine Atemarbeit von 0,32 mkp/min zu erwarten. Der tatsächliche Wert von 0,28 mkp/min kann nur durch eine Senkung der intrapulmonalen Widerstände erklärt werden.

Dieses Ergebnis gilt jedoch keineswegs für alle Fälle. Viel häufiger kommt es nach Operationsbeginn zu einer umgekehrten Reaktion und damit zu beträchtlichen atemmechanischen Veränderungen.

Wie ersichtlich, übersteigen Druckamplitude und Atemarbeit die Durchschnittswerte manchmal erheblich (Abb. 42 u. 43). Zwar gelten für die große Streuung der Einzelwerte (Abb. 42–45) grundsätzlich die gleichen Ursachen wie für die Streuung der Ventilationsbefunde (s. Kap. III, S. 61). Die Atemarbeit wird jedoch noch von anderen Faktoren beeinflußt, die im Einzelfall zu erheblichen Abweichungen vom Erwartungswert führen können.

Hierzu zählt vor allem eine sichtbare Erhöhung des Luftwegwiderstandes, die bei Maskennarkosen im Säuglingsalter relativ oft vorkommt. Die Störung manifestiert sich meistens in einem charakteristischen, auf-

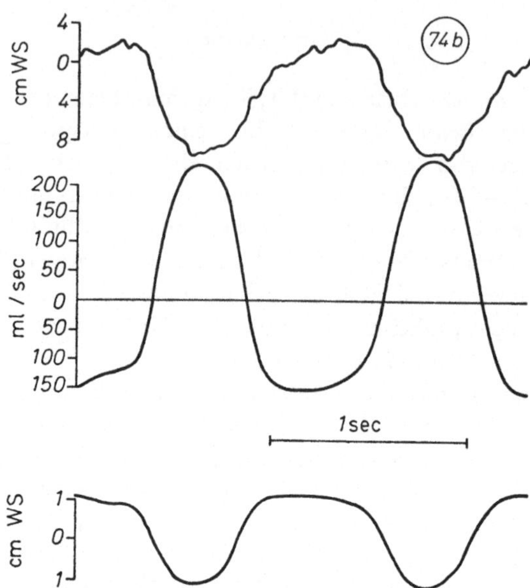

Abb. 49. Beispiel 74 b – Atemfrequenz = 51/min, Atemminutenvolumen = 4641ml/min (BTPS) transpulmonale Druckamplitude = 9,2 cm WS, transpulmonale Atemarbeit = 0,282 mkp/min, mittlerer Widerstand = 58 dyn sec cm^{-5}

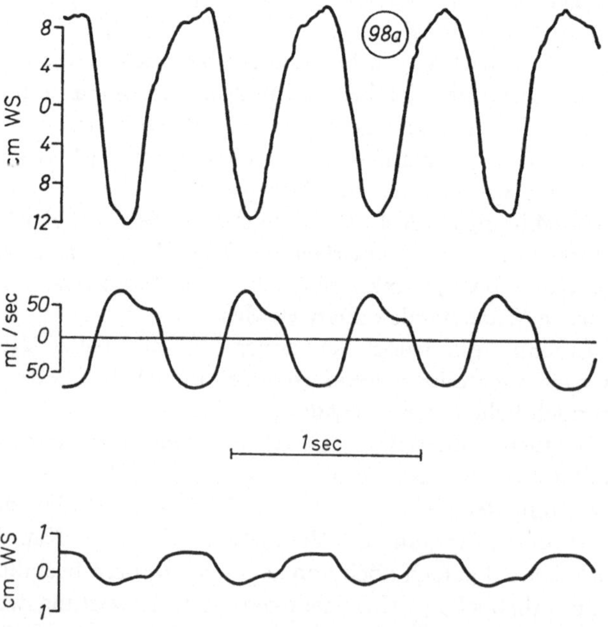

Abb. 50. Beispiel 98 a – Th. A., $3^1/_2$ Mo., 6,7 kg – Atemfrequenz = 89/min Atemminutenvolumen = 1602 ml/min (BTPS), transpulmonale Druckamplitude = 21,2 cmWS, mittlerer Widerstand = 390 dyn sec cm^{-5}, auf durchschittliches Atemminutenvolumen (Abb. 35) korrigierte Atemarbeit = 0,295 mkp/min

fallend hellen, laut juchzenden inspiratorischen Stridor. Im allgemeinen ist die Inspirationsbehinderung außerdem mit einer besonders frequenten Atmung und mehr oder weniger starken jugulären Einziehungen verbunden. Es scheint sich um eine Abwehrreaktion im Kehlkopf zu handeln, die mitunter auch durch extreme Vertiefung der Narkose nicht ganz zu beseitigen ist.

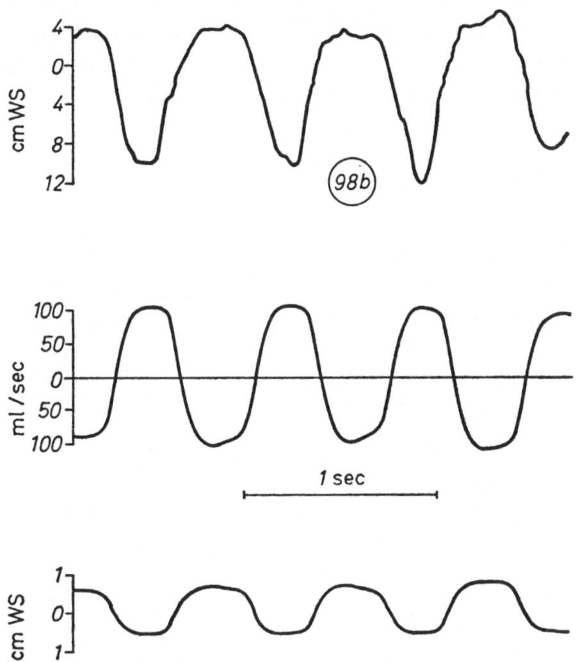

Abb. 51. Beispiel 98b – Th. A., $3^1/_2$ Mo., 6,7 kg – Atemfrequenz = 84/min, Atemminutenvolumen = 2436 ml/min (BTPS), transpulmonale Druckamplitude = 12,8 cmWS, mittlerer Widerstand = 155 dyn sec cm^{-5}, auf normales Atemminutenvolumen korrigierte transpulmonale Atemarbeit = 0,117 mkp/min

Bei einem $3^1/_2$ Monate alten Kind kam es zu einer besonders starken Reaktion (Abb. 50, Beispiel 98a). Zwar lag das Atemminutenvolumen (1,6 l/min) nicht wesentlich unter dem Durchschnittswert (1,84 l/min, Abb. 35). Aber die extreme Tachypnoe (Atemfrequenz = 89/min) und das relativ kleine Atemhubvolumen (18 ml) führten zu einer alveolaren Hypoventilation. Durch vorübergehende Erhöhung des Sauerstoffanteils im Narkosegasgemisch mußte für eine ausreichende Oxygenierung gesorgt werden. Ein hörbarer Stridor zeigte in diesem Stadium die besonders große Widerstandszunahme in den Atemwegen an (Abb. 50). Die transpulmonale Druckamplitude betrug 21,2 cmWS gegenüber einem Durchschnittswert von 6,5 cmWS (Abb. 42). Bei einem normalen Atemminutenvolumen wäre unter diesen Umständen eine Atemarbeit von 0,295 mkp/min notwendig, was einer Steigerung auf nahezu das vierfache gleichkäme.

Nach Vertiefung der Narkose besserte sich die Situation (Abb. 51, Beispiel 98b), jedoch waren Widerstand und Atemarbeit auch nach Korrektur auf ein durchschnittliches Atemminutenvolumen noch deutlich erhöht. Diese Erhöhung schien jetzt allerdings weniger an einem Widerstand in den oberen Luftwegen zu liegen, sondern beruhte offenbar auf intrapulmonalen Veränderungen, die in der vorhergehenden tachypnoischen Phase entstanden waren. Nach Intubation waren nämlich Widerstand und korrigierte transpulmonale Atemarbeit unter künstlicher Beatmung mit einem entsprechenden Volumen nach wie vor stark erhöht (Abb. 52, Beispiel 98c). Wahrscheinlich handelte es sich um eine teilweise Minderbelüftung von Alveolarbezirken, also eine Verteilungsstörung (ROSSIER et al. 1958), die erfahrungsgemäß zur Verschlechterung der Compliance führt (EGBERT et al. 1963). Tatsächlich besserte sich der Beatmungswiderstand in diesem Fall unter Beatmung mit einem größeren Volumen (Abb. 53, Beispiel 98d). Unter diesen Bedingungen betrug die auf normales Atem-

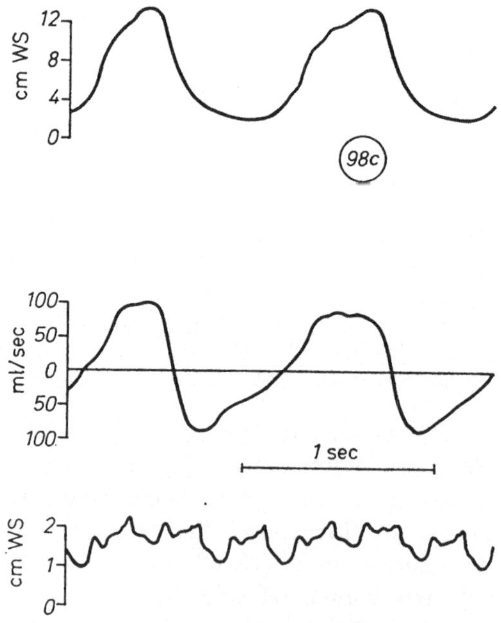

Abb. 52. Beispiel 98c – Th. A., 3¹/₂ Mo., 6,7 kg, manuelle Beatmung – Frequenz = 57/min, Minutenvolumen = 1767 ml/min (BTPS), transpulmonale Druckamplitude = 11,0 cmWS, transpulmonaler Widerstand = 183 dyn sec cm⁻⁵, auf durchschnittliches Atemminutenvolumen (Abb. 35) korrigierte transpulmonale Beatmungsarbeit = 0,139 mkp/min

minutenvolumen korrigierte transpulmonale Beatmungsarbeit nur noch 0,093 mkp/min und die transpulmonale + extrapulmonale Beatmungsarbeit (0,101 mkp/min) entsprach praktisch dem Erwartungswert (Abb. 45).

Es gibt noch eine andere Ursache, die zu einem Anstieg der Atemarbeit führen kann, das ist die Veränderung des Atemzeitquotienten. Bei den Überlegungen über den Zusammenhang zwischen Atemstromstärke und ungleichmäßiger alveolarer Ventilation (Abb. 41, S. 76) wurde schon einmal auf die Bedeutung der zeitlichen Relation zwischen Inspiration und Exspiration hingewiesen. Daraus ging unter anderem hervor, daß die maximale inspiratorische Stromstärke und damit auch die Druckamplitude bei gegebenem Atemminutenvolumen und konstanter Atemfrequenz um so größer sind, je kürzer die Inspirationszeit ist. Dieser Umstand bedingt natürlich auch eine entsprechende Zunahme der Atemarbeit.

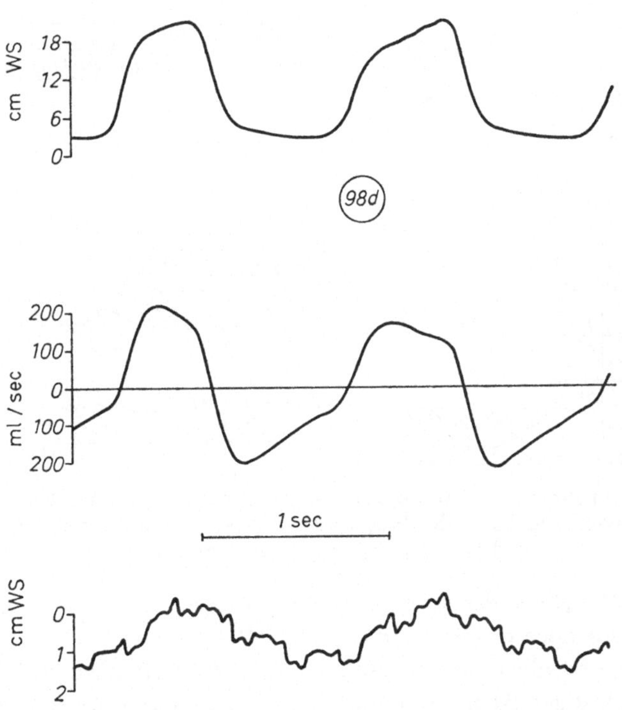

Abb. 53. Beispiel 98 d – Th. A., $3^1/_2$ Mo., 6,7 kg – manuelle Beatmung – Frequenz = 49/min, Minutenvolumen = 3969 ml/min (BTPS), transpulmonale Druckamplitude = 16,6 cmWS, transpulmonaler Widerstand = 123 dyn sec cm⁻⁵, auf durchschnittliches Atemminutenvolumen (Abb. 35) korrigierte transpulmonale Beatmungsarbeit = 0,093 mkp/min, Gesamtdruckamplitude = 18,0 cmWS, korrigierte transpulmonale + extrapulmonale Beatmungsarbeit = 0,101 mkp/min

So ist zum Beispiel die Atemarbeit gegen Reibungswiderstände bei einem Inspirations-Exspirationszeitverhältnis von 1:3 um 34% größer als bei einem Atemzeitquotienten von 1 (Abb. 54).

Berechnet man die prozentuale Zunahme der Atemarbeit für beliebige Atemzeitquotienten, so ergibt sich eine feste Beziehung zwischen beiden Größen (Abb. 55). Tatsächlich ist die Relation noch ungünstiger, wenn unterstellt wird, daß die Exspiration passiv erfolgt. In diesem Fall hängt der Anstieg der Atemarbeit mit wachsendem Atemzeitquotienten allein von der

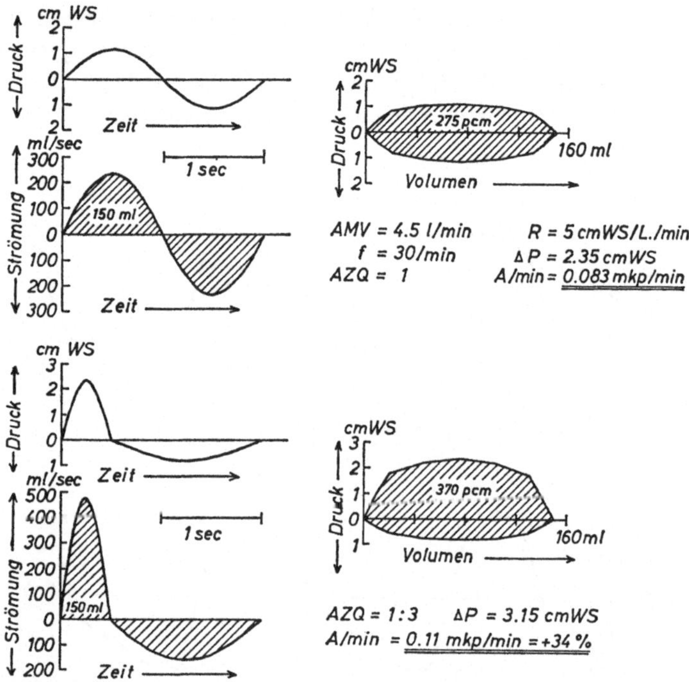

Abb. 54. Zunahme der Atemarbeit gegen Reibungswiderstände, wenn die Inspirationszeit zugunsten der Exspirationszeit bei festem Atemminutenvolumen und konstanter Atemfrequenz kürzer wird

relativen Zunahme der inspiratorischen Reibungsarbeit ab, so daß die Unterschiede noch größer werden (Abb. 54).

Selbstverständlich sind Veränderungen der Atemarbeit nicht nur auf einen ungünstigen Atemzeitquotienten zurückzuführen. Zweifellos handelt es sich dabei nur um einen Faktor unter mehreren Ursachen, deren Wirkung im Einzelfall zusammentreffen kann.

Zwar kommen so extreme Verlängerungen der Exspirationszeit bis zum dreifachen der Inspirationszeit praktisch nicht vor. Immerhin schwankt der Atemzeitquotient bei Säuglingen und Kleinkindern während Maskennarkosen erheblich und ein Verhältnis von 1:2–1:2,5 ist keine Seltenheit (Abb. 56).

Klinisch zeigt sich die verkürzte Inspirationszeit in einer auffallend abrupten, schluchzenden Atmung. Dabei ist die Oesophagusdruckkurve

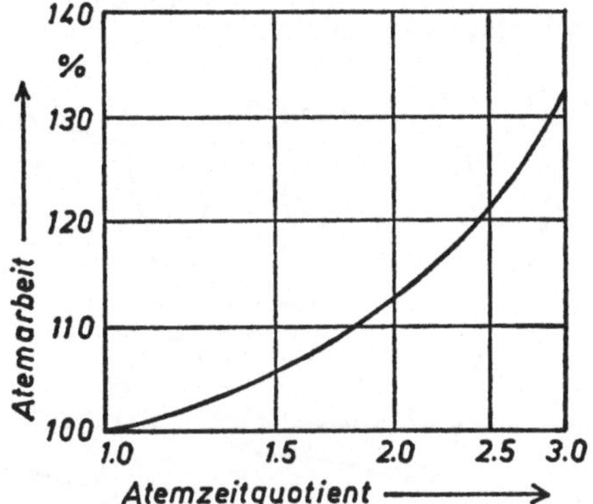

Abb. 55. Beziehung zwischen prozentualer Zunahme der Atemarbeit und Atemzeitquotient

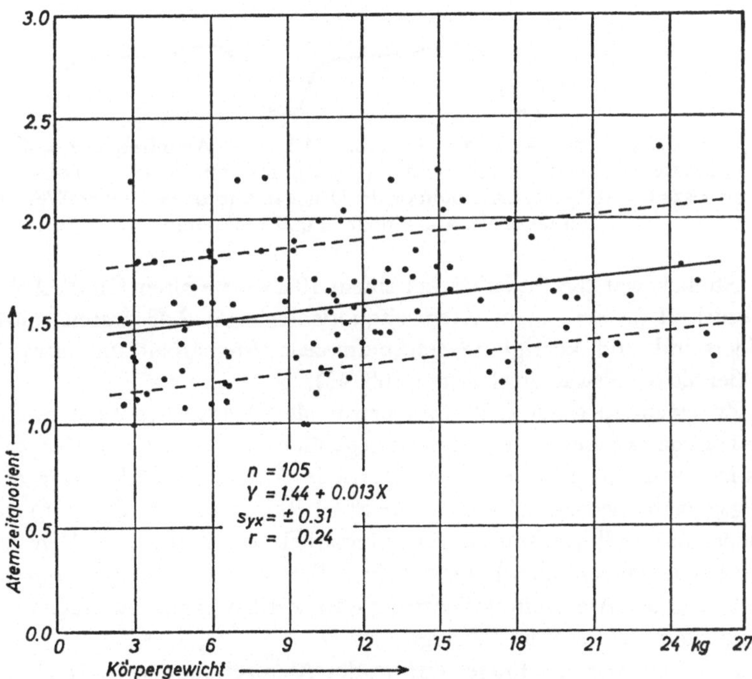

Abb. 56. Atemzeitquotient bei Säuglingen und Kleinkindern während Maskennarkosen unter Spontanatmung

durch eine sehr steile inspiratorische Amplitude und einen besonders
flachen, kaum ansteigenden exspiratorischen Verlauf gekennzeichnet
(Abb. 57, 58 u. 59.)

Bei einem 17 Monate alten Kind betrug der Atemzeitquotient 2,2
(Abb. 57). Mittlerer Widerstand und transpulmonale Atemarbeit lagen
weit über den Durchschnittswerten.

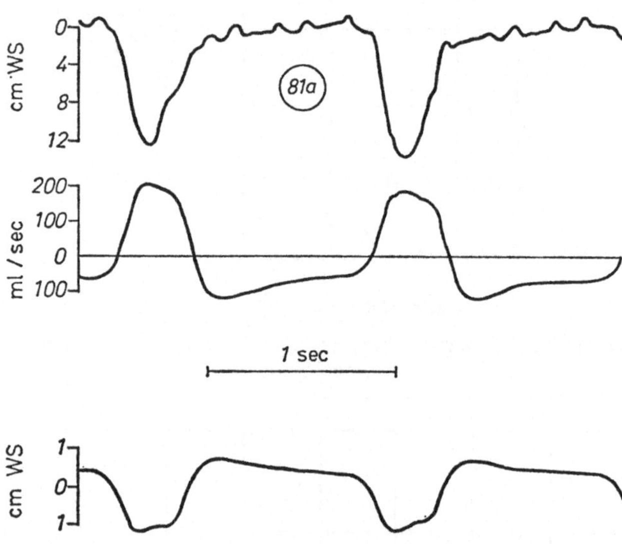

Abb. 57. Beispiel 81a – J. K., 17 Mo., 14,1 kg – Atemfrequenz = 44/min,
Atemminutenvolumen = 3124 ml/min (BTPS), Inspirationszeit = 0,41 sec, Exspirationszeit = 0,93 sec, transpulmonale Druckamplitude = 10,9 cmWS, transpulmonale Atemarbeit = 0,225 mkp/min

Ähnlich war die Situation bei einem 10 Monate alten Kind (Abb. 58,
Beispiel 91a). Bei einem Atemzeitquotienten von 2,48 waren mittlerer
Widerstand und korrigierte transpulmonale Atemarbeit um etwa 15%
größer als die Erwartungswerte (Abb. 43).

Zu einem späteren Zeitpunkt betrug der Atemzeitquotient nur 1,85.
Obwohl das Atemminutenvolumen gegenüber der vorherigen Meßperiode
anstieg, war die maximale inspiratorische Atemstromstärke jetzt erwartungsgemäß niedriger (Abb. 59, Beispiel 91b). Ebenso waren mittlerer
Widerstand und transpulmonale Atemarbeit trotz größerer Ventilation
deutlich abgefallen, allerdings um einen Betrag, der nicht allein durch die
Änderung des Atemzeitquotienten erklärt werden kann. Zweifellos waren
komplexere Faktoren mitbeteiligt.

Es erhebt sich die Frage, warum der Atemzeitquotient normalerweise
nicht auf einem Inspirations-Exspirationszeitverhältnis von 1, das theoretisch optimal sein müßte, bleibt. Die Ursache liegt offenbar darin, daß die

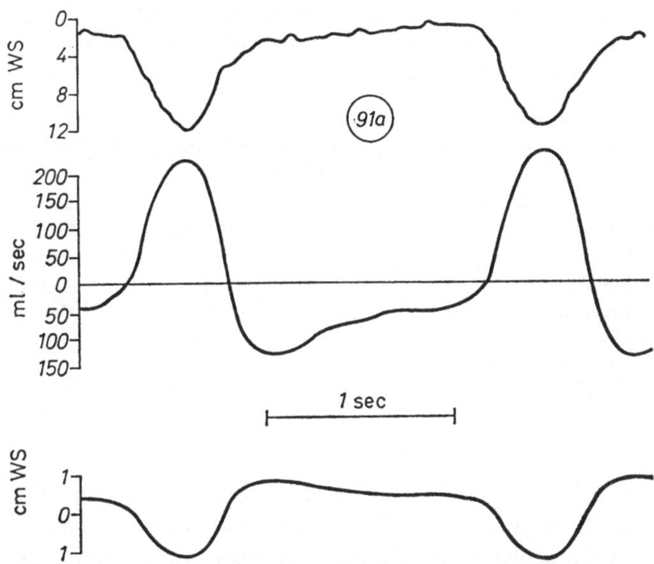

Abb. 58. Beispiel 91a – G. F., 10 Mo., 9,3 kg – Atemfrequenz = 31/min, Atemminutenvolumen = 2883 ml/min (BTPS), Inspirationszeit = 0,56 sec, Exspirationszeit = 1,38 sec, transpulmonale Druckamplitude = 8,6 cmWS, transpulmonale Atemarbeit = 0,164 mkp/min

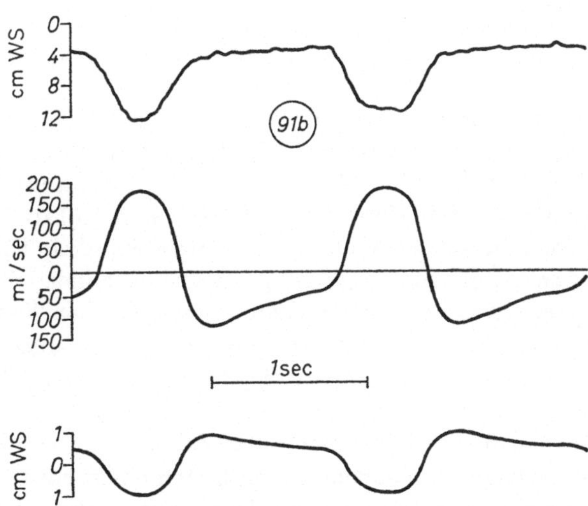

Abb. 59. Beispiel 91b – Atemfrequenz = 38/min, Atemminutenvolumen = 3116 ml/min (BTPS), Inspirationszeit = 0,55 sec, Exspirationszeit = 1,02 sec, transpulmonale Druckamplitude = 6,5 cmWS, transpulmonale Atemarbeit = 0,134 mkp/min

Atembewegungen gewöhnlich nur inspiratorisch aktiv erfolgen, während
die Exspiration in erster Linie passiv vor sich geht. Sie hängt damit im
wesentlichen von der Zeitkonstante ab.

Tabelle 14. *Zusammenhang zwischen Atemzeitquotient und Zeitkonstante bei passiver
Exspiration*

Körpergewicht	3 kg	10 kg	23 kg
Zeitkonstante	0,12	0,20	0,30
Atemfrequenz	73	44	31
Exspirationszeit t_e	0,55	0,92	1,4
Summe Exspirationszeit	40,0	40,5	43,0
Inspirationszeit t_i	0,27	0,45	0,55
t_e/t_i	2,0	2,0	2,5

Der Begriff der Zeitkonstante spielte schon einmal eine Rolle, als es
darum ging, die optimale Atemfrequenz zu bestimmen, bei der die Druckamplitude ΔP und damit der Kraftaufwand der Atemmuskulatur minimal
sind (s. S. 71 ff.).

Man kann nun im Hinblick auf die Exspirationszeit mit Hilfe der Zeitkonstante analoge Berechnungen anstellen, um herauszufinden, wieviel Zeit
bei gegebenen Widerständen, aber beliebigem Atemhubvolumen für eine
vollkommen passive Exspiration notwendig ist. Der Ansatz lautet in diesem
Fall

$$\frac{1}{100} = e^{-\frac{1}{RC}t}$$

Für R und C seien noch einmal die früher benutzten Werte (Tab. 9,
S. 73) eingesetzt. Bei älteren Kindern (23 kg) soll der Strömungswiderstand jetzt allerdings 10 cmWS/l/sec betragen, da sich sonst für die Summe
der Exspirationszeiten kein sinnvoller Wert mehr ergibt (Tab. 14).
Es stellt sich heraus, daß unter den durchschnittlich beobachteten
Atemfrequenzen junger Säuglinge (3 kg), 1jähriger Kinder (10 kg) und
6jähriger Kinder (23 kg) für die Inspiration unverhältnismäßig wenig Zeit
verbliebe, wenn die Exspiration vollkommen passiv ablaufen würde
(Tab. 14). Die extrem große Differenz zwischen berechneten (Tab. 14) und
beobachteten (Abb. 56) Atemzeitquotienten ist allerdings wohl darauf
zurückzuführen, daß die zugrundegelegten Zahlen für Dehnbarkeit und
Strömungswiderstand nicht dem normalen Durchschnitt entsprechen. Die
genaue Analyse einzelner Kurven durch Konstruktion von Atemschleifen
(Abb. 16, S. 19) zeigt aber, daß Zeitkonstanten von 0,12–0,30 sec (Tab. 14)
durchaus vorkommen. Ein extremes Verhältnis zwischen Inspirationszeit
und Exspirationszeit, wie es im eigenen Kollektiv hin und wieder beobachtet

wurde (Abb. 57, 58 u. 59) kann also tatsächlich allein durch eine passive Ausatmung erklärt werden.

Andererseits erweist es sich auf gleiche Weise, daß relativ kleine Änderungen im Verhältnis zwischen elastischen und viskösen Widerständen zu sehr großen Änderungen der Zeitkonstante führen. So sind auch Atemzeitquotienten zwischen 1,2–1,5, die dem normalen Durchschnitt entsprechen, unter rein passiver Exspiration möglich. Man darf darum annehmen, daß ein Exspirations-Inspirationszeitverhältnis von 1, wie es unter dem Aspekt der Atemstromstärke theoretisch optimal wäre, nur deshalb so selten vorkommt, weil die Exspirationsphase vorwiegend ohne den Einsatz von Muskelkraft erfolgt.

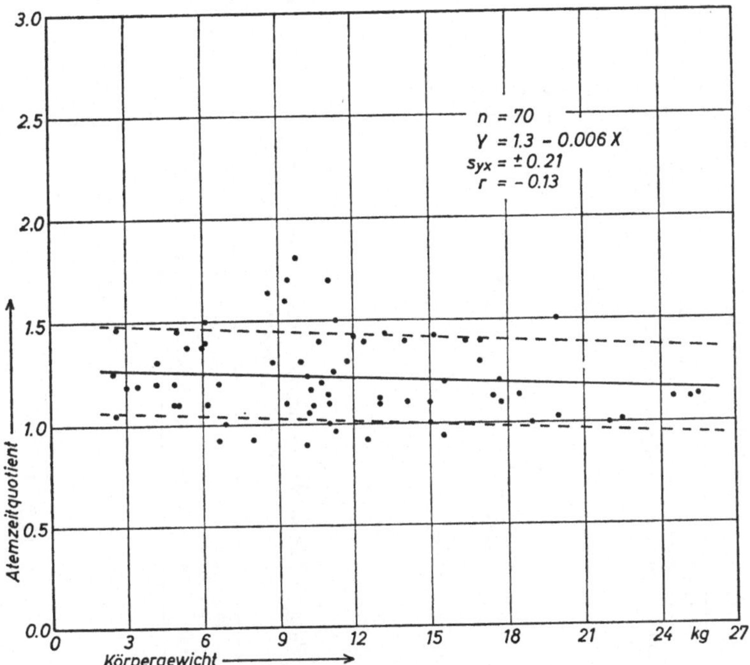

Abb. 60. Atemzeitquotient unter Beatmung

Etwas problematischer erscheint die Interpretation der Differenz zwischen Beatmungsarbeit und transpulmonaler Atemarbeit unter Spontanatmung (Abb. 47). Selbstverständlich ist von vornherein ein Unterschied zu erwarten, denn die Beatmungsarbeit muß gegenüber der transpulmonalen Atemarbeit um den Betrag der extrapulmonalen Arbeit größer sein (siehe Kap. II, 2).

Aus den vorliegenden Untersuchungen ergibt sich eine durchschnittliche extrapulmonale Beatmungsarbeit von 23% der Gesamtbeatmungs-

Tabelle 15. *Varianzanalyse zur Prüfung der Parallelität der Regressionskurven für das Atemminutenvolumen unter Spontanatmung (Abb. 35) und des Beatmungsvolumen (Abb. 46)*

Probe	Insgesamt		Streuung auf d. Regression	Streuung d. Einzelwerte um d. Regression		
	Freiheitsgrad	Summe der Quadrate	Summe der Quadrate	Summe der Quadrate	Freiheitsgrad	Durchschnittsquadrat
Atemminuten-volumen – spontan	104	6,7040	5,3764	1,3276	103	
Ventilation – beatmet	69	4,0460	3,3456	0,7004	68	
Summe				2,0280	171	0,0118
Gemeinsam	173	10,7503	8,7273	2,0230	172	
Unterschied				0,0050	1	0,0050

Tabelle 16. *Varianzanalyse zur Prüfung der Parallelität der Regressionskurven für die transpulmonale Atemarbeit unter Spontanatmung (Abb. 43) und die Beatmungsarbeit (Abb. 45)*

Probe	Insgesamt		Streuung auf d. Regression	Streuung d. Einzelwerte um d. Regression		
	Freiheitsgrad	Summe der Quadrate	Summe der Quadrate	Summe der Quadrate	Freiheitsgrad	Durchschnittsquadrat
transpulmonale Atemarbeit	102	7,6415	3,0785	4,5630	101	
Beatmungsarbeit	69	3,9500	2,1053	1,8447	68	
Summe				6,4077	169	0,0379
Gemeinsam	171	11,5915	5,1799	6,4116	170	
Unterschied				0,0039	1	0,0039

arbeit (Abb. 47). Dabei ist es überraschend, daß sich das Verhältnis von extrapulmonalen zu intrapulmonalen Widerständen bei gesunden Kindern mit dem Lebensalter nicht ändert. Es bleibt zu prüfen, ob die Widerstände der Thoraxwand tatsächlich rund ein Fünftel des Gesamtwiderstandes ausmachen (Abb. 47).

Für eine Gegenüberstellung ist es natürlich notwendig, daß die jeweiligen Ventilationsvolumina unter Spontanatmung und Beatmung vergleichbar sind. Wie man sieht (Abb. 35 u. 46, Tab. 12 u. 13), ist die Übereinstimmung befriedigend. Der Atemzeitquotient, der allein schon eine zu große Differenz bewirken könnte, ist im Durchschnitt sogar niedriger als unter Spontanatmung (Abb. 60 u. 56). Das mittlere Beatmungsvolumen ist zwar bei jungen Säuglingen etwas kleiner, bei älteren Kindern etwas größer als das Atemminutenvolumen unter Spontanatmung (Tab. 12 u. 13). Die Regressionskoeffizienten (Abb. 35 u. 46) unterscheiden sich jedoch nicht signifikant (Tab. 15), so daß die Kurven praktisch als parallel angesehen werden können. Für den endgültigen Vergleich (Abb. 47) wurde die Beatmungsarbeit allerdings exakt auf das jeweilige Atemminutenvolumen unter Spontanatmung korrigiert. Die Parallelität ist danach vollkommen (Abb. 47). Aber bereits die unkorrigierten Meßwerte der Beatmungsarbeit ergeben eine Regressionskurve, deren Anstieg von der Regressionskurve der transpulmonalen Atemarbeit nur zufällig (d. h. nicht signifikant), abweicht (Tab. 16).

Der Unterschied zwischen Beatmungsarbeit und transpulmonaler Atemarbeit kann demnach auch bei unkorrigierten Meßwerten nicht auf den geringfügigen Unterschied der Ventilationsvolumina unter Spontanatmung und Beatmung zurückgeführt werden, denn das Abszissenverhältnis der Regressionskurven für die Atemarbeit beträgt 1,8, dasjenige der Regressionskurven für die Ventilation dagegen nur 1,1. Die Feststellung, daß der relative Anteil der extrapulmonalen Atemarbeit an der Gesamtarbeit bis zum 6. Lebensjahr konstant bleibt, ist also gerechtfertigt.

Nun könnte man einen Teil der Differenz zwischen Beatmungsarbeit und transpulmonaler Atemarbeit auf den Widerstand des Endotrachealkatheters zurückführen, der natürlich in jedem Fall zu einer Erhöhung der Reibungswiderstände führt. Allerdings wurde der Beatmungsdruck direkt über dem Kehlkopf abgeleitet, so daß bei manueller Beatmung nur ein ganz kleiner Teil des gesamten apparativen Widerstandes mitgemessen wurde. Manchmal war die Gesamtbeatmungsarbeit sogar niedriger als die transpulmonale Atemarbeit, wenn sich die Spontanatmung aus den dargelegten Gründen zuweilen nicht gänzlich normalisierte.

So steht im Beispiel 81 (Abb. 57 u. 61) einer transpulmonalen Atemarbeit von 0,225 mkp/min unter Spontanatmung (Abb. 57) eine transpulmonale Beatmungsarbeit von 0,138 mkp/min und eine Gesamtbeatmungsarbeit von 0,165 mkp/min gegenüber.

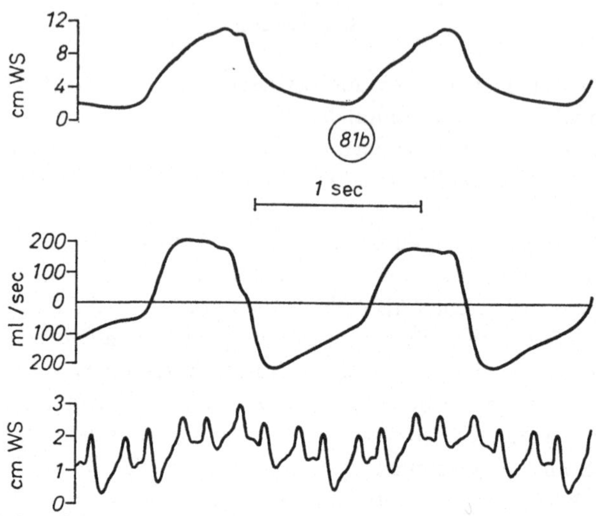

Abb. 61. Beispiel 81b – J. K., 17 Mo., 14,1 kg – manuelle Beatmung, Frequenz = 40/min, Minutenvolumen = 3760 ml/min (BTPS), Oesophagusdruckamplitude = 1,5 cmWS, Beatmungsdruckamplitude = 9,6 cmWS, auf ein Minutenvolumen von 3124 ml/min (Beispiel 81a) korrigierte transpulmonale Beatmungsarbeit = 0,138 mkp/min, entsprechend korrigierte Gesamtbeatmungsarbeit = 0,165 mkp/min, korrigierte extrapulmonale Beatmungsarbeit = 0,027 mkp/min = 16 %

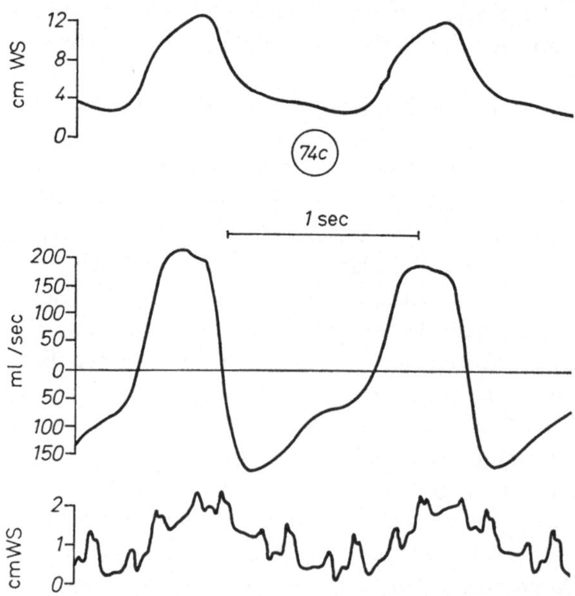

Abb. 62. Beispiel 74c – J. W., 2 J., 12 kg – manuelle Beatmung, Frequenz = 48/min, Minutenvolumen = 3360 ml/min (BTPS), Oesophagusdruckamplitude = 1,7 cmWS, Beatmungsdruckamplitude = 9,7 cmWS, auf ein Minutenvolumen von 3276 ml/min (Beispiel 74a, Abb. 48) korrigierte transpulmonale Beatmungsarbeit = 0,169 mkp/min, entsprechend korrigierte Gesamtbeatmungsarbeit = 0,204 mkp/min, extrapulmonale Beatmungsarbeit = 0,035 mkp/min = 17 %

Aber auch bei vollständig ungestörter Spontanatmung findet sich sehr oft eine gute Übereinstimmung mit dem Resultat unter Beatmung. Im Beispiel 74c (Abb. 62) beträgt die transpulmonale Beatmungsarbeit 0,169 mkp/min gegenüber einer transpulmonalen Atemarbeit von 0,160 mkp/min unter Spontanatmung (Abb. 48). Diese Erfahrungen machen eine nennenswerte Verfälschung der Meßergebnisse durch den Endotrachealkatheter unwahrscheinlich.

Trotzdem besteht der Eindruck, daß die Differenz zwischen Beatmungsarbeit und transpulmonaler Atemarbeit unter Spontanatmung nicht nur auf extrapulmonale Widerstände zurückzuführen ist. In der Mehrzahl der Fälle ergibt sich nämlich aus der Oesophagusdruckamplitude eine extrapulmonale Beatmungsarbeit von nur 15–17% der Gesamtbeatmungsarbeit (Abb. 61 u. 62). In Einzelfällen waren es sogar weniger als 10% (Abb. 64).

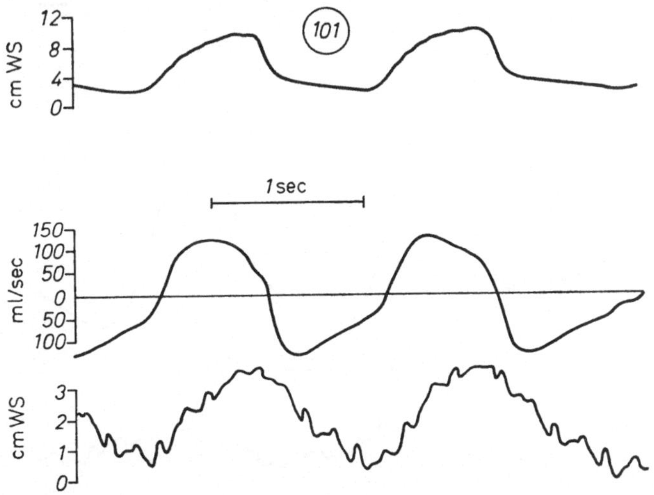

Abb. 63. Beispiel 101 – E. H., 2 J., 11,2 kg – manuelle Beatmung, Frequenz = 40/min, Minutenvolumen = 2,44 l/min (BTPS), Oesophagusdruckamplitude = 3,0 cmWS, Beatmungsdruckamplitude = 7,6 cmWS, Gesamtbeatmungsarbeit = 0,122 mkp/min, extrapulmonale Beatmungsarbeit = 0,048 mkp/min = 39 %

Theoretisch könnte es sich dabei um einen meßtechnischen Fehler handeln, da der positive Druck der Mediastinalorgane in der Exspirationsphase dem negativen Pleuradruck entgegenwirkt.

Tatsächlich wurden aber in anderen Fällen bei sonst gleicher Technik auch unter Beatmung sehr große Oesophagusdruckamplituden gemessen (Abb. 63). Eine grundsätzliche Einschränkung der Oesophagusdruckamplitude durch den Druck der Mediastinalorgane kann deshalb generell nicht unterstellt werden.

Im Einzelfall ist diese Möglichkeit natürlich nicht vollständig auszuschließen. Ab und zu beobachtet man unter Beatmung ganz besonders kleine intrapulmonale Druckschwankungen. Im Beispiel 91 c (Abb. 64) war die transpulmonale Beatmungsarbeit dabei wesentlich größer als die Atemarbeit unter Spontanatmung (Abb. 59, Beispiel 91 b).

Dieser Tatbestand ändert sich auch dann nicht, wenn man die gemessene Oesophagusdruckamplitude von 0,8 cmWS (Abb. 64) auf 2,4 cmWS verdreifacht. Die transpulmonale Atemarbeit erhöht sich zwar auf 0,187 mkp/min, liegt aber dennoch über dem Resultat unter Spontanatmung (Abb. 59).

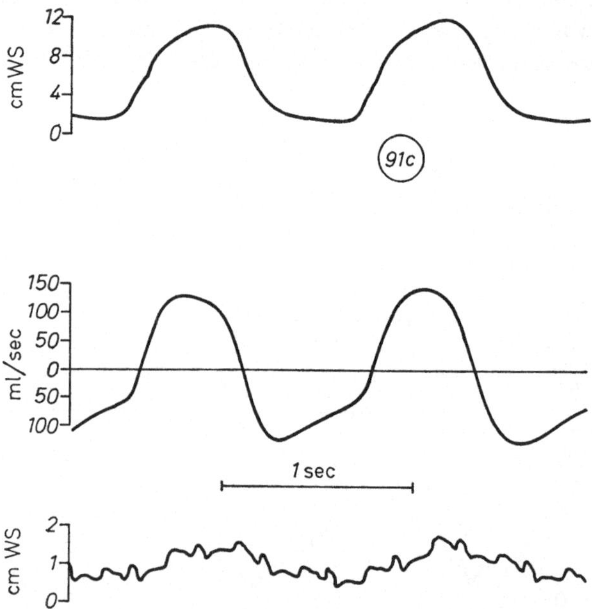

Abb. 64. Beispiel 91 c – G. F., 10 Mo., 9,3 kg – manuelle Beatmung, Frequenz = 50/min, Minutenvolumen = 2,45 l/min (BTPS), Oesophagusdruckamplitude = 0,8 cmWS, Beatmungsdruckamplitude = 9,6 cmWS, auf ein Minutenvolumen von 3116 ml/min (Beispiel 91 b) korrigierte transpulmonale Beatmungsarbeit = 0,230 mkp/min, entsprechend korrigierte Gesamtbeatmungsarbeit = 0,250 mkp/min, extrapulmonale Beatmungsarbeit = 0,02 mkp/min = 8 %

Die Diskrepanz kann daher nur durch Veränderungen erklärt werden, die den intrapulmonalen Widerstand unter Muskelrelaxation vergrößern. Als Ursachen kommen eine Bronchuskonstriktion mit konsekutiver ungleichmäßiger Belüftung oder Veränderungen der Oberflächenspannung in Frage, so daß sowohl eine Erniedrigung der Compliance als auch eine Erhöhung der Reibungswiderstände möglich ist. Diese Annahme wird durch die Erfahrung, daß der Widerstand zuweilen erheblich sinkt, wenn man das Atemhubvolumen vorübergehend vergrößert (Abb. 52 u. 53), durchaus unterstützt.

Es ist jedoch hervorzuheben, daß ein ungewöhnlich hoher Beatmungswiderstand keineswegs regelmäßig auftritt, wie zahlreiche Beispiele zeigen (Abb. 48 u. 62, Abb. 57 u. 61, Abb. 63). Insgesamt handelt es sich um Ausnahmen, die aber trotzdem häufig genug vorgekommen sein mögen, um den Mittelwert der Beatmungsarbeit anzuheben. Man muß zunächst annehmen, daß die Atemarbeit gegen Widerstände der Thoraxwand mit 23% der Gesamtarbeit (Abb. 47) zu hoch bestimmt ist. Wie aus den abgebildeten Kurven ersichtlich (Abb. 61, 62 u. 64), dürfte der normale Durchschnitt bei gesunden Kindern 10–15% nicht übersteigen.

Die hier gemessene Beatmungsarbeit bei Säuglingen und Kleinkindern (Abb. 45) kann also nur mit Einschränkung als repräsentativ für die Gesamtatemarbeit unter Spontanatmung angesehen werden.

Nun war der Ausgangspunkt dieser Untersuchung aber eigentlich die Fragestellung, ob der Energieverbrauch der Atembewegungen unter bestimmten Umständen einen nennenswerten Anteil des Gesamtenergieumsatzes beanspruchen könnte? Unter diesem Aspekt ist eine eventuelle Überschätzung der Beatmungsarbeit um allenfalls 10% bedeutungslos. Da der Durchschnitt trotzdem noch innerhalb der einfachen Standardabweichung der transpulmonalen Atemarbeit liegt (Abb. 43 u. 45), kann die Gesamtatemarbeit im Einzelfall sogar noch wesentlich größer sein. So ist es statthaft, trotz der angeführten Vorbehalte die hier ermittelte Beatmungsarbeit (Abb. 45) der Berechnung des Energieumsatzes der Atemmuskulatur zugrunde zu legen.

Über den Gesamtenergieumsatz bei Säuglingen und Kleinkindern liegen zahlreiche und umfassende Untersuchungen vor (BENEDICT u. TALBOT 1921, KARLBERG 1952, LEE u. ILIFF 1956, MESTYÁN et al. 1964, BRÜCK 1961, FLEISCH 1951, ROBERTSON u. REID 1952, CROSS et al. 1957), die allerdings nicht immer alle Altersklassen bis zum 6. Lebensjahr umfassen. Deshalb wurden nach den verschiedenen Autoren jeweils einige repräsentative Einzelwerte berechnet (Abb. 65), gegebenenfalls unter Benutzung der Körperoberfläche, wie sie sich aus der durchschnittlichen Relation zwischen Körpergewicht und Körpergröße des eigenen Kollektivs (Abb. 82) ergab. Aus den so gefundenen Wertepaaren von Grundumsatz und Körpergewicht wurde sodann eine Regressionskurve ermittelt (Abb. 65).

Für den Energieumsatz der Atemmuskulatur (Tab. 17) muß nach den bisher vorliegenden Untersuchungen ein durchschnittlicher Wirkungsgrad von 1–7% angenommen werden (LILJESTRAND 1918, NIELSEN 1936, McGREGOR u. BECKLAKE 1961, CAMPBELL et al. 1957 u. 1959, MILIC-EMILI u. PETIT 1960, FRITTS et al. 1959, CHERNIACK u. GUENTER 1961, COURNAND et al. 1954, BARTLETT u. SPECHT 1957, MURRAY 1959, McKERROW u. OTIS 1956). Erhebliche Schwankungen sind offenbar möglich. So fanden MILIC-EMILI u. PETIT einen Wirkungsgrad bis zu 25%, McGREGOR u. BECKLAKE sowie FRITTS et al. bei ähnlichen Versuchsbedingungen Werte unter 2% (Tab. 17). Der Mittelwert gesunder Erwachsener scheint jedoch um 5% zu liegen.

Alle bisherigen Angaben (Tab. 17) resultieren aus Ventilationsversuchen, bei denen keine äußere Arbeit geleistet wird. Da die Sauerstoffaufnahme bei willkürlicher Hyperventilation oder bei Atmung gegen einen

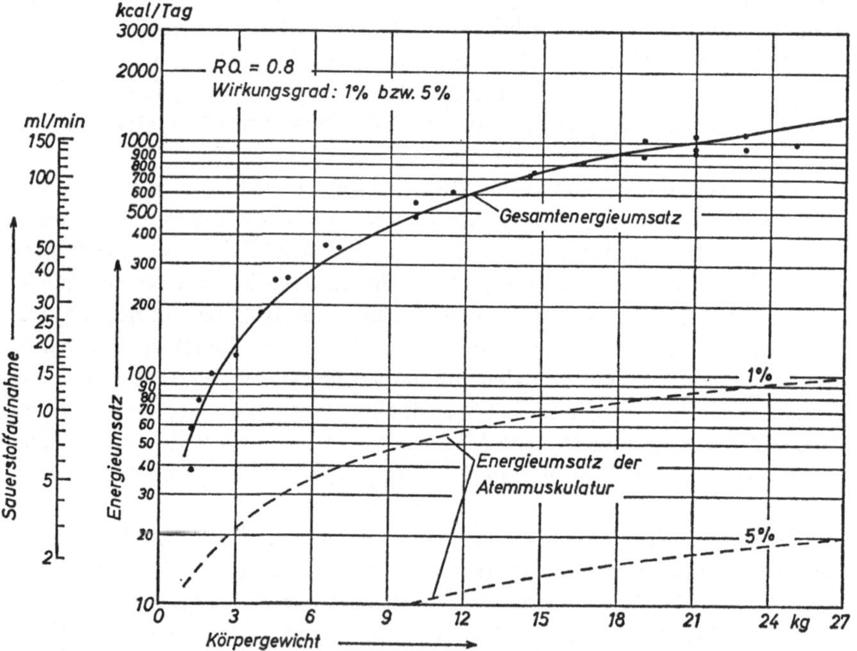

Abb. 65. Gegenüberstellung von Gesamtenergieumsatz und Energieumsatz der Atemmuskulatur bei Kindern bis zum 6. Lebensjahr. Der Berechnung wurde die bei 70 Kindern unter annähernd normalem Ventilationsvolumen gemessene Beatmungsarbeit (Abb. 45, Tab. 13) zugrunde gelegt. Die Einzelwerte für den Gesamtenergieumsatz entsprechen den Standardwerten, die sich unter Berücksichtigung von Körpergewicht und Körpergröße des eigenen Kollektivs (Abb. 82) nach den Angaben im Schrifttum ergeben

Widerstand trotzdem ansteigt, darf man annehmen, daß der vermehrte Energieumsatz zu Lasten der Atemarbeit geht. Natürlich ist es letztlich nicht erwiesen, ob die so ermittelten Werte auf die ruhige, normale Ventilation übertragbar sind. Es ist jedoch unwahrscheinlich, daß der Wirkungsgrad dabei außerhalb der ohnehin sehr großen Variationsbreite der experimentellen Ergebnisse (Tab. 17) liegt.

Tabelle 17. *Wirkungsgrad der Atemmuskulatur – ausgewählte Zahlen aus dem Schrifttum*

Alter	Methode	Wirkungsgrad	Autoren
gesunde Erwachsene	Hyperventilation	1,2–6,7 %	FRITTS et al. 1959
gesunde Erwachsene	Hyperventilation	1,7–8,7 %	McGREGOR u. BECKLAKE 1961
gesunde Erwachsene	Hyperventilation	18,0–25,0 %	MILIC-EMILI u. PETIT 1960
gesunde Erwachsene	Hyperventilation gegen Widerstand	2,3–10,2 %	CAMPBELL et al. 1957 u. 1959
gesunde Erwachsene	Atmung gegen Widerstand	1,8–7,0 %	CHERNIACK u. GUENTER 1961
gesunde Erwachsene	Atmung gegen Widerstand	0,3–2,3 %	McGREGOR u. BECKLAKE 1961
Emphysemkranke	Hyperventilation	0,9–3,9 %	McGREGOR u. BECKLAKE 1961
Emphysemkranke	Atmung gegen Widerstand	0,6–1,7 %	CAMPBELL et al. 1957
Adipositas	Hyperventilation	0,4–2,1 %	FRITTS et al. 1959
Adipositas	Atmung gegen Widerstand	1,2–6,1 %	CHERNIACK u. GUENTER 1961

Immerhin scheint ein systematischer Unterschied erwiesen (Tab. 17):
Während der Wirkungsgrad der Atemmuskulatur sich bei unbehinderter
Atmung zwischen 2–25% bewegt, ist er regelmäßig dann besonders niedrig,
(0,3–7,0%), wenn die Ventilation in irgend einer Form behindert ist
(Tab. 17). Das gilt nicht nur für künstliche apparative Stenosen (McGregor
u. Becklake), sondern ebenso für intrapulmonale oder konstitutionelle
Veränderungen, zum Beispiel beim Emphysemkranken (McGregor u.
Becklake 1961, Campbell et al. 1957), oder bei Adipositas (Fritts et al.
1959, Cherniack u. Guenter 1961).

Für die Berechnung des Energieumsatzes der Atemmuskulatur wurde
daher für den Normalfall ein Wirkungsgrad von 5%, für den Krankheitsfall
ein Wirkungsgrad von 1% vorausgesetzt (Abb. 65).

Es zeigt sich, daß der Grundumsatz bis zu einem Wirkungsgrad von 5%
durch die normale oder leicht gesteigerte Atemarbeit kaum belastet wird.
Die Atemmuskulatur verbraucht in diesem Fall höchstens 2% des Gesamtenergieumsatzes (Abb. 65).

Sinkt der Wirkungsgrad dagegen auf 1%, dann steigt der Energieumsatz der Atemmuskulatur auf 10% des Gesamtenergieumsatzes an. Das
ist allerdings ein Betrag, der bei schlechtem Allgemeinzustand des Patienten
bedeutungsvoll sein könnte. Hier wäre also eine Besserung durch künstliche
Beatmung denkbar.

Zunächst erhebt sich jedoch die Frage, ob ein so schlechter Wirkungsgrad überhaupt vorkommen kann? Ob die großen Unterschiede des
Wirkungsgrades, wie sie von verschiedenen Untersuchern beobachtet
wurden, nicht auf methodischen Unzulänglichkeiten beruhen?

Man kann aber nachweisen, daß der Wirkungsgrad tatsächlich in
weiten Grenzen schwankt, weil der Energieumsatz im Endeffekt nicht von
der Atemarbeit, sondern von dem Kraftaufwand der Atemmuskulatur
abhängt.

Es ist eine alltägliche Erfahrung, daß die Muskulatur allein durch
Anstrengung ohne äußere Arbeit Energie verbraucht. Wenn ein Gewicht
am ausgestreckten Arm in gleichbleibender Höhe gehalten wird, tritt früher
oder später eine Ermüdung ein, obwohl keine Arbeit geleistet wird. Die
Zeit bis zur Ermüdung hängt von der Größe des Gewichts, also letztlich
vom Kraftaufwand ab.

Der Vergleich kann ohne weiteres auf die Atmung übertragen werden.
Würde man unter maximaler Anstrengung gegen einen kompletten Ver-
schluß der Atemwege atmen, dann wäre, da kein Volumen bewegt wird, die
Atemarbeit Null, obwohl die Atemmuskulatur offensichtlich Energie
verbraucht.

Um allerdings während der Atmung die Kraft zu messen, müßte die
Oberfläche bekannt sein, an der die Atemkräfte wirksam werden. Diese
Fläche ist nicht ohne weiteres zu bestimmen. Es hat sich aber herausgestellt,

daß die Oberfläche einer Kugel vom Inhalt der funktionellen Residualkapazität eine gute Schätzung darstellt. So kann aus dem mittleren Pleuradruck und der funktionellen Residualkapazität der Kraftaufwand der Atemmuskulatur berechnet werden. Auf diese Weise konnten McGREGOR u. BECKLAKE 1961 nachweisen, daß die Relation zwischen Energieverbrauch und Kraft wesentlich konstanter als zwischen Energieverbrauch und Atemarbeit ist.

An der Kraft gemessen, ist nach McGREGOR u. BECKLAKE der Wirkungsgrad der Atemmuskulatur unter willkürlicher Hyperventilation, aber unbehinderter Atmung sogar schlechter als bei Behinderung der Atmung durch eine äußere Stenose. Allerdings unterliegt auch der Energieverbrauch pro Krafteinheit vor allem bei Änderungen der Atemmittellage gewissen Schwankungen. Dieser Umstand sei jedoch für die weitere Untersuchung zunächst vernachlässigt. Stattdessen wird angenommen, daß sich die funktionelle Residualkapazität vorerst nicht ändert. In diesem Fall sind Kraft und Druckamplitude proportional und es genügt, wenn ΔP bekannt ist. Für den Energieumsatz der Atemmuskulatur gilt unter diesen Voraussetzungen

$$\frac{O_2}{\Delta P} = \text{konst.}; \quad O_2 = \text{konst.} \cdot \Delta P.$$

Entsprechend dem calorischen Wert des Sauerstoffs ($1\ l\ O_2 = 4{,}8$ kcal) und dem mechanischen Wärmeäquivalent (1 kcal $= 427$ mkp) kann der Energieumsatz auch in mkp ausgedrückt werden:

$$1\ \text{ml}\ O_2 = \frac{427 \cdot 4{,}8}{1000} = 2{,}05\ \text{mkp}.$$

Der Wirkungsgrad E ist dann durch das Verhältnis von Atemarbeit zu Energieumsatz der Atemmuskulatur gegeben:

$$E = \frac{\text{Atemarbeit}}{\text{konst.} \cdot \Delta P \cdot 2{,}05}.$$

Änderungen der Atemarbeit lassen sich nun theoretisch auf vier verschiedene Situationen zurückführen.

Erstens kann der Widerstand anwachsen, während das Atemminutenvolumen konstant bleiben soll. Das ist nur möglich, wenn ΔP im gleichen Verhältnis wie der Widerstand zunimmt. Gleichzeitig vergrößert sich natürlich die Atemarbeit, während sich der Wirkungsgrad dagegen nicht ändert, denn es ist

$$E = \frac{0{,}66 \cdot \Delta P \cdot \text{AMV}}{\text{konst.} \cdot \Delta P \cdot 2{,}05} = \frac{0{,}66}{\text{konst.} \cdot 2{,}05} \cdot \text{AMV} = \text{konst.}$$

Allerdings darf die Atembehinderung nicht beliebig groß werden, denn irgendwann erreicht die Atemmuskulatur ihre Leistungsgrenze bzw. ΔP einen Maximalwert. Steigt der Widerstand trotzdem weiter, dann sinkt

zwangsläufig das Atemminutenvolumen. Damit geht zwar die Atemarbeit
wieder zurück, der Energieumsatz der Atemmuskulatur bleibt jedoch groß,
denn der Wirkungsgrad wird jetzt eine Funktion des Widerstandes (Abb. 66,
Funktion 2). Wegen

$$R = \frac{\Delta P}{\text{AMV}},$$

bzw.

$$\text{AMV} = \frac{\Delta P}{R}.$$

ist

$$E = \frac{0{,}66 \cdot \Delta P}{2{,}05 \cdot \text{konst.} \cdot R}$$

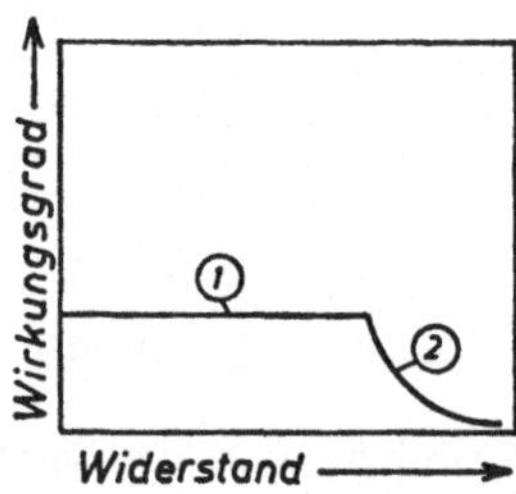

Abb. 66. Wirkungsgrad der Atemmuskulatur als Funktion des Widerstandes
Funktion 1: Bei konstantem Atemminutenvolumen nimmt der Widerstand zu.
Der Wirkungsgrad bleibt konstant
Funktion 2: Nachdem die Atemmuskulatur die Leistungsgrenze erreicht hat,
nimmt der Widerstand weiter zu. Der Wirkungsgrad sinkt und strebt gegen Null

Das bedeutet, daß der Wirkungsgrad rasch abfällt, wenn der Widerstand
jenseits der respiratorischen Leistungsgrenze weiter anwächst (Abb. 66).

Andererseits kann der Wirkungsgrad der Atemmuskulatur als Funktion
des Atemminutenvolumens aufgefaßt werden (Abb. 67), wenn der Anstieg
der Atemarbeit vorwiegend auf einer Ventilationszunahme beruht. Es ist
vorstellbar und bei gesunden Personen in der Tat auch zutreffend, daß der
Widerstand des Thorax-Lungen-Systems sehr gering ist. Unter diesen
Umständen bewirkt eine relativ kleine Änderung der Druckamplitude einen
großen Volumenzuwachs und natürlich auch einen entsprechend deutlichen
Anstieg der Atemarbeit. Trotzdem muß damit kein besonders großer
Energieumsatz verbunden sein, denn in diesem Fall kommt es gleichzeitig
auch zu einer Verbesserung des Wirkungsgrades.

Wenn sich in

$$E = \frac{0{,}66 \cdot \Delta P}{2{,}05 \cdot \text{konst.} \cdot R} = \frac{0{,}66 \cdot \text{AMV}}{2{,}05 \cdot \text{konst.}}$$

der Widerstand R nicht ändert, dann steigt der Wirkungsgrad proportional zur Druckamplitude ΔP bzw. zum Atemminutenvolumen an und erreicht bei maximal möglicher Ventilation ein Optimum, nämlich dann, wenn die Atemmuskulatur ihre Leistungsgrenze erreicht hat (Abb. 67, Funktion 3).

Schließlich ist es theoretisch auch denkbar, eine Ventilationssteigerung durch Senkung des Widerstandes bei konstanter Druckamplitude zu erreichen. Unter diesen Umständen wird bei unverändertem Kraftaufwand das Atemminutenvolumen größer. Auch die Atemarbeit steigt entsprechend an, während der Energieumsatz der Atemmuskulatur sich nicht ändert. Daraus folgt, daß wiederum der Wirkungsgrad ansteigt, bis er im hypothetischen Grenzfall 100% erreicht (Abb. 67, Funktion 4). Auch diese Konstellation ist nicht gänzlich theoretisch, da mit einer Ventilationssteigerung sehr oft eine Senkung des Widerstandes verbunden ist (McILROY et al. 1954). In diesem Fall handelt es sich dann um eine Kombination von Ventilationssteigerung, Widerstandssenkung und mäßiger Zunahme des Kraftaufwandes. Im Endeffekt bessert sich der Wirkungsgrad (Abb. 67).

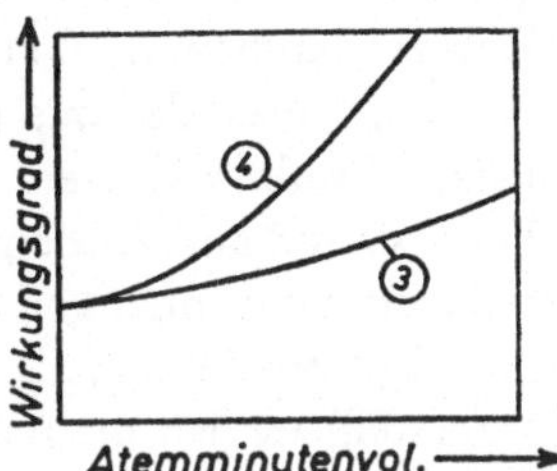

Abb. 67. Wirkungsgrad der Atemmuskulatur als Funktion des Atemminutenvolumens

Funktion 3: Hyperventilation bei konstantem Widerstand. Der Wirkungsgrad bessert sich bis zu einem Optimum, das von der Leistungsgrenze der Atemmuskulatur abhängt

Funktion 4: Bei konstanter Druckamplitude nimmt der Widerstand ab. Zwangsläufig steigt das Atemminutenvolumen und damit auch die Atemarbeit. Der Wirkungsgrad bessert sich rasch und erreicht im theoretischen Grenzfall 100%

Als Konsequenz ergibt sich, daß der Energieumsatz der Atemmuskulatur bei gleicher Atemarbeit keineswegs konstant ist. Je nachdem, ob es sich bei einer respiratorischen Belastung in erster Linie um Volumenarbeit oder um Widerstandsarbeit handelt, steigt der Wirkungsgrad an (Abb. 67) oder bleibt, wenn eine eventuelle Atembehinderung die Leistungsgrenze nicht übersteigt, auf einem normalen Durchschnittsniveau (Abb. 66). Dieser Basiswirkungsgrad dürfte nach den bisherigen Untersuchungen bei 5–7% liegen (Tab. 17). Schließlich kann sich der Wirkungsgrad erheblich verschlechtern, wenn eine Widerstandsbelastung die normale Kraftreserve der Atemmuskulatur überschreitet (Abb. 66).

Die Diskrepanzen zwischen Befunden verschiedener Autoren sind also durchaus erklärlich (Tab. 17). Damit ist auch verständlich, daß einerseits eine Steigerung der Atemarbeit auf ein Vielfaches des Normalwertes ohne weiteres möglich ist und keineswegs unangenehm empfunden werden muß, daß aber andererseits eine relativ kleine Atemarbeit schon eine merkliche Belastung darstellen kann, wenn ungewöhnliche Widerstände die Atmung behindern.

Darüber hinaus ist zu bedenken, daß bei gleicher Druckamplitude der tatsächliche Kraftaufwand durchaus unterschiedlich sein kann. Da die Kraft von der Oberfläche abhängt, an der der Druck wirksam wird, führt eine Zunahme der funktionellen Residualkapazität naturgemäß zu einer Verschlechterung des Wirkungsgrades.

Weiterhin dürfte der Umstand eine Rolle spielen, daß die Dehnbarkeit des Thorax-Lungen-Systems mit zunehmendem Anstieg der Atemmittellage abnimmt (Abb. 19, S. 23). Im Grenzfall entspricht der Vorgang einem Zylinder mit beweglichem Kolben, dessen Inspirationshub durch einen Anschlag begrenzt wird (Abb. 5, S. 6). Wenn der Anschlag erreicht ist, kommt trotz maximalem Zug am Kolben, d. h. also trotz maximaler Kraft keine weitere Volumenbewegung zustande, was gleichzeitig eine Begrenzung der maximalen Druckamplitude bedeutet. Der Kraftaufwand kann daher bei unbeweglicher Thoraxwand außerordentlich groß sein, ohne daß intrathorakal nennenswerte Druckschwankungen meßbar sind.

Selbstverständlich ist eine absolute Thoraxstarre undenkbar. Aber es ist auf diese Weise sehr wohl vorstellbar, daß die maximale Druckamplitude, die beim Gesunden ein gutes Maß für die Kraftreserve der Atemmuskulatur ist, im Krankheitsfall kleiner wird, und zwar ganz besonders dann, wenn die Volumendehnbarkeit abnimmt und die Atemmittellage ansteigt (KRIEGER 1964). All diese Faktoren dürften zusammenwirken, wenn z. B. bei Emphysemkranken oder bei Adipositas ein besonders schlechter Wirkungsgrad der Atemmuskulatur gemessen wurde (McGREGOR u. BECKLAKE 1961, CAMPBELL 1959, FRITTS et al. 1959).

Um eine ähnliche Situation handelt es sich wahrscheinlich nach Thoraxtraumen oder intrathorakalen Eingriffen. Die gelegentlich beobachtete große Senkung der Sauerstoffaufnahme unter künstlicher Beatmung spricht dafür (THUNG et al. 1963). Oft sind in solchen Krankheitszuständen intrathorakale Druckamplituden von 15–20 cmWS gerade ausreichend, um ein normales Atemminutenvolumen aufrechtzuerhalten. Bei schwerkranken Patienten hat die Atemmuskulatur damit zuweilen bereits ihre Leistungsgrenze erreicht. Wegen des schlechten Wirkungsgrades kann in diesen Fällen der Energieumsatz der Atemmuskulatur durchaus 10–20% vom Gesamtenergieumsatz ausmachen, obwohl die Atemarbeit relativ niedrig ist. Bei normaler Herzfunktion und ungestörter Hämodynamik dürfte allerdings auch dieser Prozentsatz keine Rolle spielen.

Sind dagegen nicht nur die Atemmechanik, sondern auch Herz- und Kreislauffunktion beeinträchtigt, dann besteht durchaus die Möglichkeit, daß die Belastung durch die Atemarbeit eine drohende Dekompensation beschleunigt. In diesen speziellen Krankheitssituationen ist es dann auch möglich, daß durch die Einsparung der Atemarbeit unter künstlicher Beatmung eine kritische Phase im Krankheitsverlauf mancher Patienten erfolgreich überbrückt werden kann.

Rein empirisch scheinen die bisherigen Erfahrungen diese Ansicht zu bestätigen (NORLANDER et al. 1961, THUNG et al. 1963, DAMMANN et al. 1963, SWENSSON 1962 u. 1964). Trotzdem sind weitere Untersuchungen über die Bedeutung des Energieumsatzes der Atemmuskulatur in speziellen Krankheitssituationen wünschenswert.

Zweifellos gibt es neben manchen positiven Argumenten auch eine Reihe von Vorbehalten dagegen, allein aus der Atemarbeit also auch dann, wenn andere Kriterien der respiratorischen Insuffizienz fehlen, eine Indikation zur künstlichen Beatmung abzuleiten.

Es sei wiederholt, daß der Energieumsatz der Atemmuskulatur bei *normaler* Ventilation nur unter der Voraussetzung nennenswert ansteigt, daß die Widerstände des Thorax-Lungen-Systems über die respiratorische Leistungsgrenze hinaus anwachsen. Erst dann verschlechtert sich der Wirkungsgrad sehr schnell (Abb. 66). Unter diesen Umständen kommt es aber gleichzeitig zu einer Abnahme des Atemminutenvolumens und damit letzten Endes zu einer alveolaren Hypoventilation. Zu diesem Zeitpunkt ist jedoch nicht mehr die Atemarbeit, sondern die arterielle Untersättigung oder die Hyperkapnie Anlaß zur künstlichen Beatmung. Natürlich handelt es sich dabei sehr oft um ursächliche Zusammenhänge. Man denke jedoch daran, daß bereits eine bloße Behinderung der Atmung ohne direkten Sauerstoffmangel ein Dyspnoegefühl auslösen kann. Dabei kommt es zwangsläufig zur Verstärkung der Atembewegungen. Bei gestörter Atemmechanik mögen diese Bewegungen frustran sein. Dadurch wird der Energieumsatz der Atemmuskulatur noch größer und das Dyspnoegefühl nimmt zu. Sehr oft ist dieser Zustand mit einer wachsenden motorischen Unruhe verbunden, die ihrerseits eine Steigerung des Energieumsatzes und damit letzten Endes eine weitere hämodynamische Belastung nach sich zieht. Dieser Kreis kann nur durch eine künstliche Beatmung wirkungsvoll unterbrochen werden. Ob man den günstigen Effekt jedoch in solchen Fällen ausschließlich auf die Einsparung der Atemarbeit zurückführen kann, muß zunächst offen bleiben.

Bei Kleinkindern und ganz besonders bei Säuglingen herrschen allerdings besondere Bedingungen insofern, als eine Verschlechterung des Wirkungsgrades schon eintritt, bevor die Leistungsgrenze der Atemmuskulatur erreicht ist. Das hat seinen Grund in der besonderen Elastizität der Thoraxwand, die so nachgiebig ist, daß es fast regelmäßig zu paradoxen

8*

Atembewegungen kommt (Abb. 68), wenn die intrathorakale Druckamplitude 15–20 cmWS übersteigt. Das kann schon bei einem normalen Atemminutenvolumen der Fall sein (Abb. 42). Die maximalen Druckamplituden bei Säuglingen und Kleinkindern erreichen unter Umständen 40–55 cmWS (Tab. 11). Obwohl die Kraft dieser Kinder also ausreichen würde, um erhebliche Widerstände zu überwinden, kommt es manchmal bereits sehr viel früher zu Schwierigkeiten, weil die Thoraxwand für so große Druckdifferenzen nicht starr genug ist. Die paradoxen Brustwand-

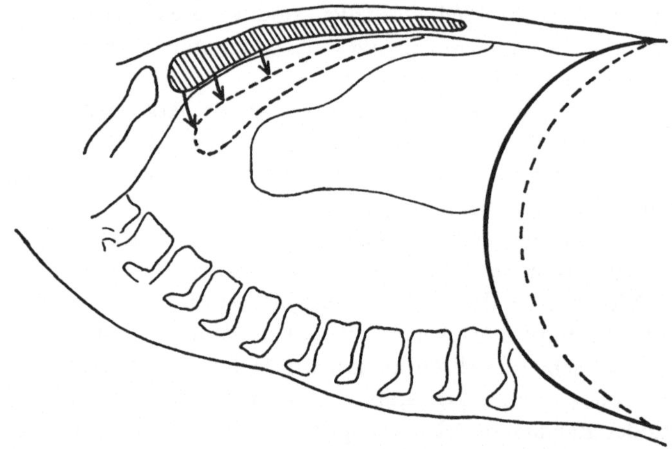

Abb. 68. Paradoxe Atembewegungen beim kindlichen Thorax, wenn die intrathorakale Druckamplitude 15–20 cmWS übersteigt

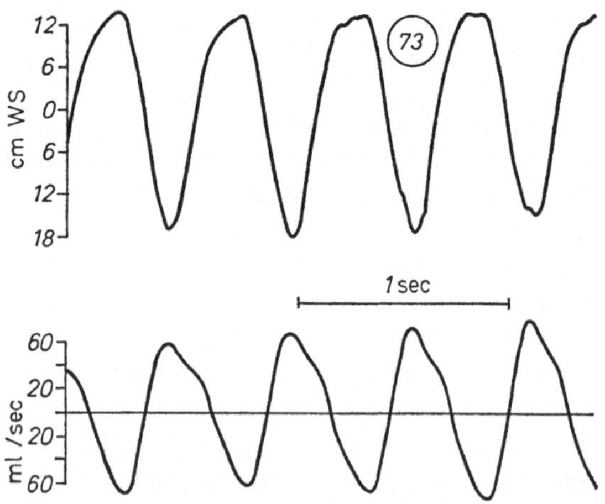

Abb. 69. – St. Q., 3 Mo., 6,1 kg – intraoperative Tachypnoe und inspiratorischer Stridor während Maskennarkose unter Spontanatmung, Frequenz = 100/min, Hubvolumen = 15 ml (BTPS), intrathorakale Druckamplitude = 30 cmWS

bewegungen führen zu einer Senkung des Atemhubvolumens und unter Umständen resultiert aus der Wechselwirkung zwischen steigendem Energieumsatz der Atemmuskulatur und sinkender alveolarer Ventilation eine manifeste Ateminsuffizienz.

Diese Störung spielt nicht zuletzt auch unter Narkosebedingungen eine große Rolle. Die Kombination mehrerer Faktoren: Hohe Atemfrequenz, kleines Atemhubvolumen, inspiratorischer Stridor, eventuell extremer Atemzeitquotient und geringer Wirkungsgrad der Atemmuskulatur bei großem Kraftaufwand (Abb. 69) können während Maskennarkosen zu ernsthaften Schwierigkeiten führen. In den meisten Fällen gelingt es, durch Vertiefung der Narkose und Erhöhung des Sauerstoffanteils im Frischgaszustrom eine Hypoxämie zu vermeiden. Eine ernsthafte Hyperkapnie ist bei sorgfältiger Freihaltung der oberen Luftwege, sachgemäßer Dosierung des Narkoticums und adäquatem Totraum vermeidbar.

Die geschilderten atemmechanischen Veränderungen und die daraus resultierende Erhöhung der Atemarbeit oder Verschlechterung des Wirkungsgrades der Atemmuskulatur ist nicht so groß, daß sie bei gesunden Kindern die Toleranzgrenze überschreiten würden. Grundsätzlich besteht daher kein Anlaß, die Maskennarkose auch bei sehr kleinen Säuglingen aufzugeben.

Es gibt dagegen Kinder, die wegen eines schlechten Allgemeinzustandes primär gefährdet sind. Dazu gehören vor allem angeborene kardiale Vitien, pulmonale Infekte oder Mißbildungen und Störungen des Wasser- und Elektrolythaushaltes. Hier kann die Atmung schon vor Operationsbeginn bis an die Grenze der Dekompensation belastet sein. In diesen Fällen ist darum nach Kenntnis der dargelegten Zusammenhänge von vornherein eine Intubationsnarkose anzuraten, und zwar auch dann, wenn es sich nur um einen diagnostischen Eingriff, z. B. Herzkatheteruntersuchungen, Cystotoskopien, Biopsien usw. handelt, oder wenn die Operation vom Zugang und der Lagerung her auch in Maskennarkose durchführbar wäre.

4. Atemarbeit gegen apparative Widerstände

In den letzten 10–20 Jahren hat sich die Kinderchirurgie außerordentlich ausgeweitet. Heute ist das allgemeine Operationsrisiko bei Säuglingen und Kleinkindern keinesfalls größer als bei Erwachsenen. Dieser Umstand ist nicht zuletzt darauf zurückzuführen, daß sich die moderne Narkosetechnik, ganz besonders aber die endotracheale Intubation auch für dieses Lebensalter durchzusetzen vermochte (PENDER 1954). Inzwischen steht eine hinreichende Auswahl von Spezialinstrumentarium zur Verfügung, so daß es möglich ist, bei Apparatnarkosen die besonderen anatomischen und physiologischen Bedingungen im Kindesalter in Rechnung zu stellen (LEIGH u. BELTON 1960, HUTSCHENREUTER u. HEYDEN 1963, MAYERHOFER

1963, Sᴍɪᴛʜ 1963, Rᴇssᴇʟ 1959, Bᴀʀᴛʜ u. Mᴇʏᴇʀ 1965, Wᴀᴡᴇʀsɪᴋ 1964,
Wᴀᴡᴇʀsɪᴋ u. Sᴛʀüᴡɪɴɢ 1966, Aʏʀᴇ 1937, Gɪʟʟᴇsᴘɪ 1953, Cᴏʟᴇ 1945,
Aʟsᴏᴘ 1955, Bʟᴏᴏᴍǫᴜɪsᴛ 1957).

Besondere Beachtung hat in diesem Zusammenhang immer wieder die
Frage nach dem apparativen Widerstand gefunden. Es liegt eine Reihe von
Untersuchungen vor, die sich mit dem Verhältnis zwischen Druck und
Stromstärke (Abb. 70) verschiedener Endotrachealkatheter, Verbindungsstücke oder Ventilsysteme beschäftigen (Hᴀʜɴ et al. 1964, Gʟᴀᴜsᴇʀ et al.
1961, Hᴇɴɴᴇs u. Wᴀʟᴅᴇᴄᴋ 1963, Hᴜᴛsᴄʜᴇɴʀᴇᴜᴛᴇʀ 1962, Pғᴇɪғᴇʀ et al.
1962, Sᴄʜöɴᴛʜᴀʟ et al. 1962, Bᴀʀᴛʜ u. Mᴇʏᴇʀ 1965, Jᴇɴɴɪɴɢs 1963).

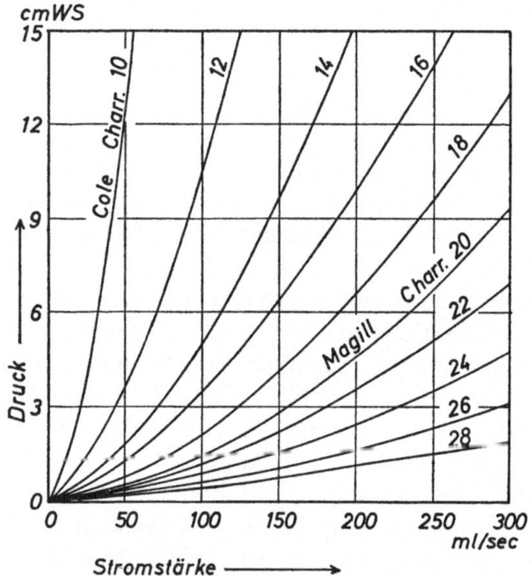

Abb. 70. Druck-Strömungs-Diagramm für Endotrachealkatheter der Größen
Charr. 10–18 (Cole-Tubus) u. Charr. 20–28 (manschettenloser Magill-Tubus)

Die Interpretation beschränkt sich dabei allerdings auf den Vergleich
zwischen den Geräten. Außerdem entsteht, soweit es sich um Instrumenta-
rium handelt, das für die Kinderanaesthesie geeignet ist, ein Eindruck, der
den tatsächlichen Verhältnissen nicht ganz entspricht, weil die Widerstandsmessungen in einem inadaequaten Meßbereich durchgeführt wurden.

Soll beispielsweise ein Cole-Tubus der Größe Charr. 14 mit anderen
Tubusformen (Abb. 71) verglichen werden, dann ist es unangemessen, die
verschiedenen Widerstände bis zu einer Stromstärke von 200 ml/sec
(12 l/min) zu bestimmen. Eine solche Stromstärke kommt in einem der
gewählten Cʜᴀʀʀɪèʀᴇ-Stufe entsprechenden Lebensalter bei normaler
Atmung gar nicht vor. Erfahrungsgemäß kann man spätestens jenseits eines

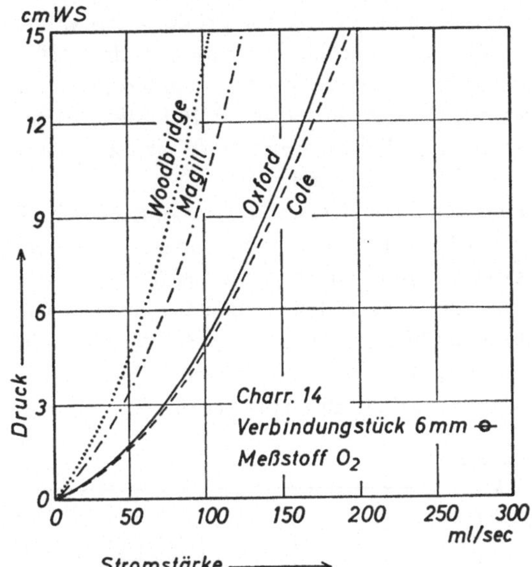

Abb. 71. Druck-Strömungs-Diagramm für verschiedene Modifikationen von Endotrachealkathetern der gleichen CHARRIÈRE-Größe

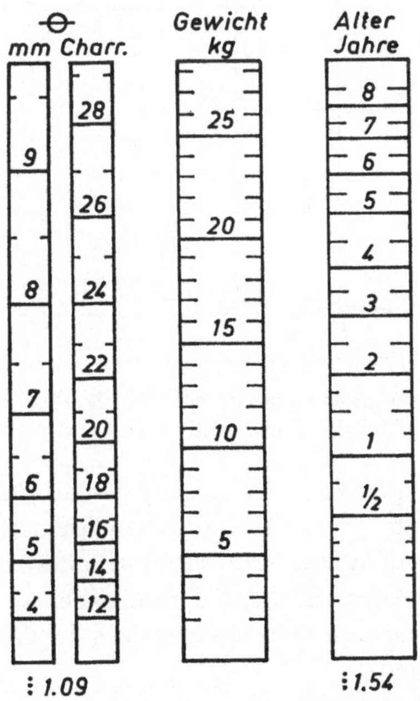

Abb. 72. Doppelleitertafel zur Abschätzung der passenden Endotrachealkathetergröße aus Lebensalter bzw. Körpergewicht (Regressionskurve aus 82 Wertepaaren, WAWERSIK u. STRÜWING 1966)

Körpergewichtes von 5 kg die nächst größere CHARRIÈRE-Stufe 16 verwenden (Abb. 72). Aus den Untersuchungen der äußeren Ventilation
(s. Kap. III) geht aber hervor, daß bis zu einem Körpergewicht von 5 kg die
maximal auftretende Atemstromstärke 80–100 ml/sec nicht übersteigt. Ein
Vergleich verschiedener Tubusformen wird sich also zweckmäßigerweise
auf diesen Meßbereich beschränken.

Berücksichtigt man diesen Umstand, dann bewegt sich für gleiche Strom-
stärken der Unterschied des aufzuwendenden Druckes bei gleichlumigen
COLE- oder OXFORD-Tuben einerseits und bei MAGILL- oder WOODBRIDGE-
Tuben andererseits im Höchstfall zwischen 4–7 cmWS (Abb. 71). Auch das
dürfte allerdings eine Differenz sein, die unter Umständen ins Gewicht fällt.
Die Diskussion um die Vor- und Nachteile verschiedener Tubusformen bei
Säuglingen ist daher sachlich durchaus begründet.

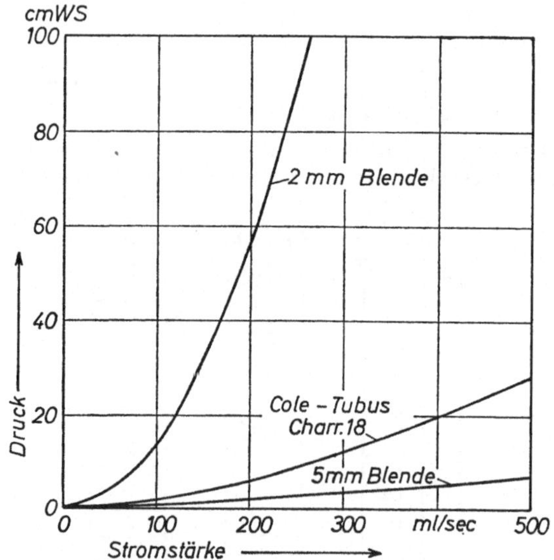

Abb. 73. Druck-Strömungs-Diagramm für Irisblenden von 2 mm und 5 mm
Durchmesser. Zum Vergleich der Widerstand eines Cole-Tubus Charr. 18

Nun ist aber die Applikation einer Apparatnarkose bei Spontanatmung
in jedem Fall mit einem gewissen Zuwachs an Atemarbeit verbunden, denn
ein minimaler Widerstand von Ventilsystemen oder Endotrachealkathetern
läßt sich nicht vermeiden. Es liegt darum nahe, nicht sosehr nach dem
Widerstand eines Gerätes an sich, sondern nach der Grenze des zumutbaren
Widerstandes zu fragen.

Aus zahlreichen Untersuchungen am Erwachsenen ist bekannt, daß die
Vorschaltung äußerer Widerstände sehr wohl zu meßbaren Veränderungen
der Atmung führt. In Abhängigkeit vom Grad der Stenose (Abb. 73)

kommt es bereits beim Gesunden, nicht Narkotisierten zu Verschiebungen der Atemmittellage, sinkender Atemfrequenz, sinkendem Atemminutenvolumen, steigendem Atemhubvolumen und zunehmender O_2-Aufnahme (THIEL 1929, LUDWIG 1939, HERBST u. SCHELLENBERG 1932, DAVIES et al. 1919, MOORE u. BINGER 1927, ANTHONY u. LENT 1941, KILLICK 1935, HEWLETT et al. 1925, MATHES 1941, LENT 1941, SILVERMAN et al. 1951, GOTHE et al. 1957, KLEINSORG et al. 1959, KLEINSORG u. KOCHSIEK 1959, CAIN u. OTIS 1949, McILROY et al. 1956, TABAKIN u. HANSON 1965, HANSON et al. 1965, NUNN u. EZI-ASHI 1961, BÜHLMANN 1949, ECKERMANN u. MILLAHN 1964). Bei sehr schweren Stenosen resultiert schließlich eine Abnahme der alveolaren Ventilation und letzten Endes eine respiratorische Acidose (BÜHLMANN 1949, KLEINSORG u. KOCHSIEK 1959).

Soweit diese Mitteilungen exakte Angaben enthalten, bewegt sich der Widerstand, unter dem die jeweiligen Untersuchungen durchgeführt wurden, in einem sehr weiten Bereich (Abb. 73). Bereits eine Irisblende mit einem Durchmesser von 5 mm erweist sich als spürbare Stenose. Spätestens bei einer 2 mm-Blende kommt es sehr rasch zur respiratorischen Dekompensation. All diese Beobachtungen konzentrieren sich freilich darauf, die stenosebedingte Beeinträchtigung der Atmung und des Gaswechsels zu objektivieren.

Lediglich die Untersuchungen von SILVERMANN et al. 1945 sowie von COOPER 1961 wurden von vornherein unter dem Aspekt durchgeführt, eine zumutbare Grenze für apparative Widerstände festzulegen. Dabei handelte es sich um gesunde Personen, die unter einer Ergometerbelastung von 830 mkp/min über unterschiedlich dimensionierte Widerstände atmeten. Es stellte sich heraus, daß die subjektiv wie objektiv erträgliche apparative Atemarbeit größenordnungsmäßig etwa 0,6 % (SILVERMAN et al. 1945) bzw. 0,74 % (COOPER 1961) der Gesamtarbeitsleistung betragen darf. Bei einer äußeren Arbeit von 830 mkp/min ergibt sich demnach eine statthafte apparative Atemarbeit von 5,0–6,0 mkp/min.

Selbst bei vorsichtiger Interpretation bisher vorliegender Befunde entspricht dieser Betrag einem Vielfachen der normalen Atemarbeit unter Ruhebedingungen (Tab. 10, S. 82). Zur vorläufigen Orientierung darf darum unterstellt werden, daß bei ungestörter Atemmechanik eine Verdoppelung der Atemarbeit durch apparative Widerstände vertretbar ist.

So dürfte es zunächst aufschlußreich sein, die bei Säuglingen und Kleinkindern unter Narkosebedingungen festgestellte apparative Atemarbeit mit der unter gleichen Bedingungen gemessenen transpulmonalen Atemarbeit bzw. der Beatmungsarbeit zu vergleichen.

Wie gezeigt wurde, beträgt die durchschnittliche transpulmonale Atemarbeit während Maskennarkosen bei jungen Säuglingen (3 kg Körpergewicht) etwa 0,04 mkp/min, beim 1jährigen Kind (10 kg Körpergewicht) 0,1 mkp/min und beim 6jährigen Kind (23 kg Körpergewicht) rund

0,18 mkp/min. Besser noch ist der Vergleich mit der Beatmungsarbeit (Abb. 45), da hier auch die Arbeit gegen den Widerstand der Thoraxwand (extrapulmonaler Widerstand) miterfaßt wird. Die Beatmungsarbeit – im folgenden individuelle Atemarbeit genannt – ist auf Grund der vorliegenden Untersuchung und nach Korrektur auf eine der Spontanatmung entsprechende Ventilation im Durchschnitt um 30% größer als die transpulmonale Atemarbeit (Abb. 47).

Demgegenüber ergibt sich während Maskennarkosen unter Spontanatmung eine apparative Atemarbeit von 0,01–0,09 mkp/min (Abb. 74). Das ist ein Betrag, der in jeder Altersklasse deutlich unter der individuellen Atemarbeit (Abb. 45) bleibt. Bei dem apparativen Widerstand handelt es

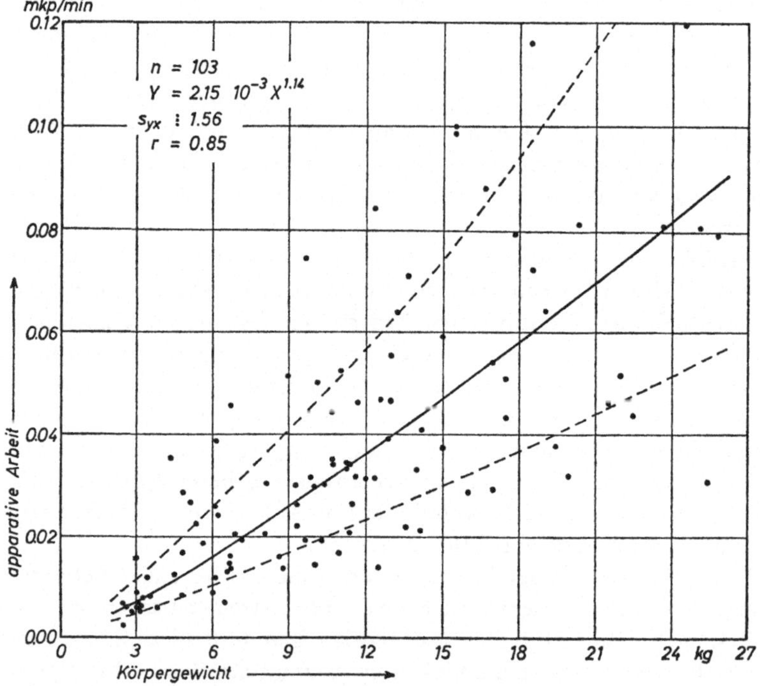

Abb. 74. Apparative Atemarbeit bei Säuglingen und Kleinkindern während Maskennarkose unter Spontanatmung

sich um die Kombination von Gesichtsmaske, Verbindungsstück, pneumotachographischem Meßrohr und Digby Leigh Ventil. Auch hier fällt wiederum die außerordentlich große Streuung der Einzelwerte auf, die in diesem Fall allerdings nur durch die Streuung des Atemminutenvolumens bedingt sein kann. Tatsächlich gruppieren sich die Meßpunkte sehr gut um zwei Regressionskurven (Abb. 75), wenn man die Einzelwerte der apparativen Atemarbeit auf ein durchschnittliches Atemminutenvolumen reduziert, wie es dem jeweiligen Körpergewicht entsprechen würde. Auch dann verbleibt noch eine Reststreuung, die jedoch ohne weiteres durch die Streuung des Atemzeitquotienten (Abb. 56) und durch Interpolationsfehler erklärt werden kann.

Wie ersichtlich (Abb. 75), ist der Widerstand der pneumotachographischen Meßrohre durchaus nicht zu vernachlässigen, mindestens dann nicht, wenn man sich im oberen Meßbereich befindet. So zeichnet sich ein deutlicher Sprung der apparativen Atemarbeit ab, wenn man bei einem Körpergewicht von rund 6 kg entweder ein kleines Meßrohr (Meßbereich ≤ 104 ml/sec) verwendet oder bereits das nächst größere (Meßbereich

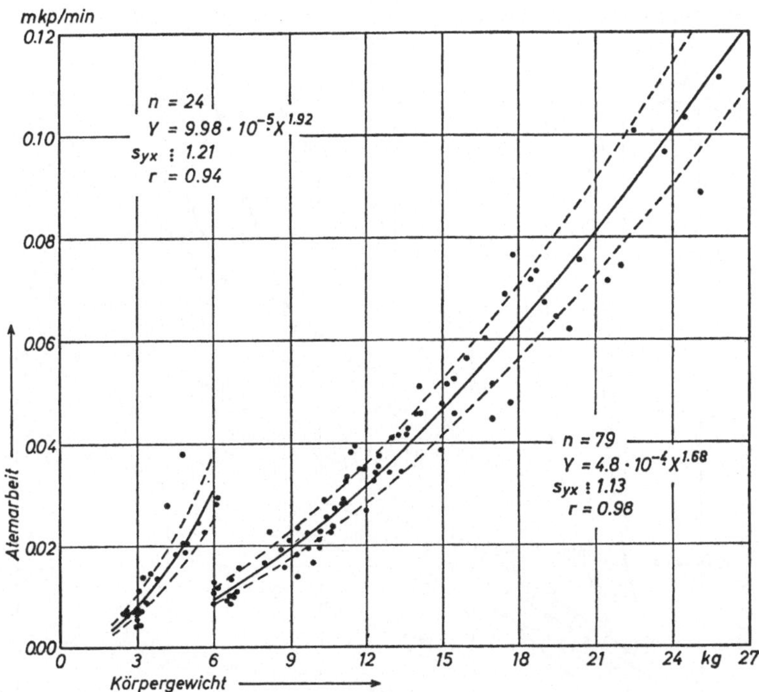

Abb. 75. Apparative Atemarbeit bei Säuglingen und Kleinkindern während Maskennarkosen unter Spontanatmung, wenn die Einzelwerte über den mittleren Widerstand (s. Kap. I, 5c) auf ein durchschnittliches Atemminutenvolumen korrigiert werden. Die Meßpunkte gruppieren sich danach um zwei Regressionskurven, deren Regressionskoeffizienten im wesentlichen vom Widerstand der pneumotachographischen Meßrohre bestimmt werden

≤ 354 ml/sec) einschaltet. Insgesamt ergibt sich aus den Werten, die auf ein durchschnittliches Atemminutenvolumen korrigiert wurden, eine apparative Atemarbeit, die gegenüber dem Ergebnis aus den Urwerten (Abb. 74)

etwas größer ist und bei älteren Kindern 0,12 mkp/min erreicht. Auch das ist jedoch ein Betrag, der in keinem Fall zu einer Verdoppelung der Gesamtatemarbeit führt.

Natürlich ist es nicht möglich, alle im Einzelfall denkbaren apparativen Widerstände am gleichen Kind nacheinander durchzumessen. Die apparative Atemarbeit gegen irgend ein Gerät kann jedoch mit gleicher Genauigkeit indirekt ermittelt werden, wenn man zuvor den betreffenden Widerstand in dem fraglichen Meßbereich experimentell bestimmt. Aus der Untersuchung der äußeren Ventilation (s. Kap. III) sind die maximale inspiratorische und exspiratorische Atemstromstärke bekannt. Damit ist die Druckamplitude ΔP für den in Frage stehenden Widerstand für jedes beliebige Lebensalter dem Druck-Strömungs-Diagramm zu entnehmen (Abb. 70, 71, 77 u. 78). Da außerdem das jeweils entsprechende Atemminutenvolumen festliegt

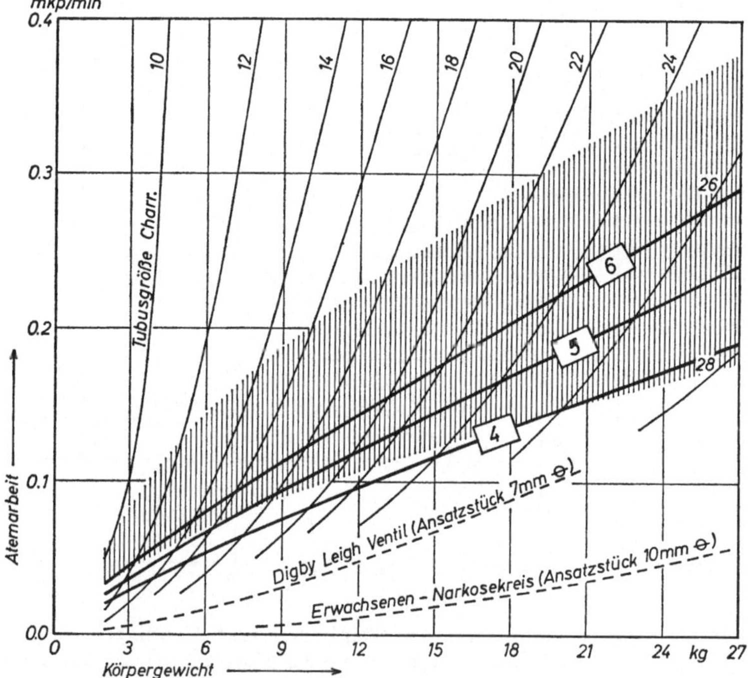

Abb. 76. Apparative Atemarbeit bei Säuglingen und Kleinkindern gegen Endotrachealkatheter der Größen Charr. 10–18 (Cole-Tubus) und Charr. 20–28 (manschettenloser Magill-Tubus) sowie gegen zwei repräsentative Narkosesysteme. Als Vergleich dient die individuelle Atemarbeit gegen den Widerstand des Thorax-Lungensystems (Beatmungsarbeit, Bereich der einfachen Standardabweichung – schraffiert). Die mit 4 bzw. 5 bzw. 6 bezeichneten Isoplethen geben die Atemarbeit an, bei der unter Voraussetzung einer dem jeweiligen Lebensalter entsprechenden Ventilation die Druckamplitude 4 bzw. 5 bzw. 6 cmWS beträgt

(Abb. 35), läßt sich die apparative Atemarbeit leicht berechnen. Gemäß
(22) – s. Kap. I, 5c – sowie unter Berücksichtigung des Fehlerdiagramms
(Abb. 24) ist

$$A_{\text{app.}}/\min = 0{,}8 \cdot \Delta P_{\text{app.}} \cdot \text{AMV}.$$

Auf diese Weise ergibt sich für Endotrachealkatheter der Größen
Charrière 10–28 eine Kurvenschar (Abb. 76). Die Einzelkurven geben die
apparative Atemarbeit an, die ein Kind irgendeines Lebensalters bzw.
Körpergewichtes für die Ventilation eines durchschnittlichen Atemminutenvolumens (Abb. 35) zu leisten hätte, wenn der entsprechende Endotrachealkatheter gewählt wurde.

So beträgt zum Beispiel die Atemarbeit für ein Kind von 6 kg Körper-
gewicht gegen einen Cole-Tubus der Größe Charrière 16 etwa 0,07 mkp/
min, gegen einen Tubus Charrière 12 dagegen rund 0,20 mkp/min
(Abb. 76). Es stellt sich heraus, daß bei Berücksichtigung einer adaequaten
Tubusgröße eine nennenswerte Belastung der Atemmechanik durch eine
Intubationsnarkose kaum denkbar ist. Unter der Voraussetzung einer dem
jeweiligen Lebensalter angemessenen Auswahl des Endotrachealkatheters
(Abb. 72) besteht sogar bis zur Verdoppelung der Atemarbeit, wenn diese
Toleranzgrenze tatsächlich zutrifft, ein unvermutet großer Spielraum.

Auf gleiche Weise kann man die Atemarbeit gegen die gebräuchlichsten
Ventilsysteme feststellen. Da sich die Arbeit gegen verschiedene Widerstände zueinander verhält wie die Widerstände selbst (vgl. Abb. 70 u. 76),
genügt die Berechnung für zwei repräsentative Beispiele: Digby Leigh
Ventil und Erwachsenen-Narkosekreis. Die Größenordnung der Atemarbeit
gegen andere Systeme ergibt sich aus den entsprechenden Druck-Strömungs-Diagrammen (Abb. 77 u. 78).

Wie ersichtlich, ist der Widerstand aller Ventile gegenüber dem Widerstand von Endotrachealkathetern sehr gering. Der Gesamtwiderstand des
Narkosesystems wird im wesentlichen von dem Durchmesser des benutzten Masken- bzw. Katheter-Verbindungsstückes bestimmt (vgl. auch
Abb. 21, Kap. I, 5b, S. 26). Es ist also vom Widerstand her eine reine
Ermessensfrage, für welches System man sich im Einzelfall entscheidet.
Lediglich wegen der Unhandlichkeit weitlumiger Verbindungsschläuche
und wegen dem Totraumproblem der Y-Stücke (s. Kap. III, 3, S. 63 ff.)
sind halboffene Systeme für kleine Kinder besonders geeignet und für
Säuglinge praktisch unerläßlich. Spätestens jenseits des 3. Lebensjahres –
bei Intubationsnarkosen, wo der Maskentotraum wegfällt, unter Umständen
schon früher, kann man dagegen unbedenklich ein Erwachsenen-Narkose-
system verwenden.

Während die Bedeutungslosigkeit der Ventilwiderstände außer Zweifel
stehen dürfte (Abb. 76–78), könnte man dagegen bei den Katheterwider-
ständen Bedenken haben. Wenn zum Beispiel bei einem Kind von 25 kg

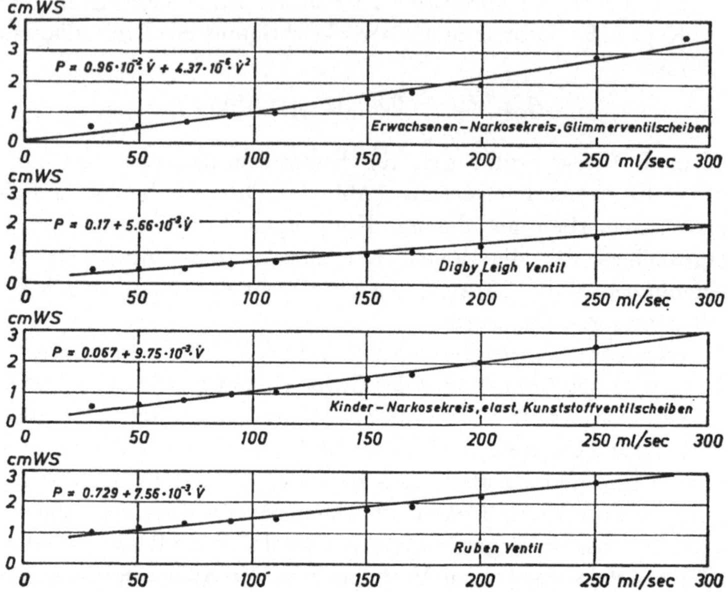

Abb. 77. Druck-Strömungs-Diagramm für die gebräuchlichsten Narkosesysteme
mit 90° gekrümmtem Verbindungsstück von 7 mm Durchmesser

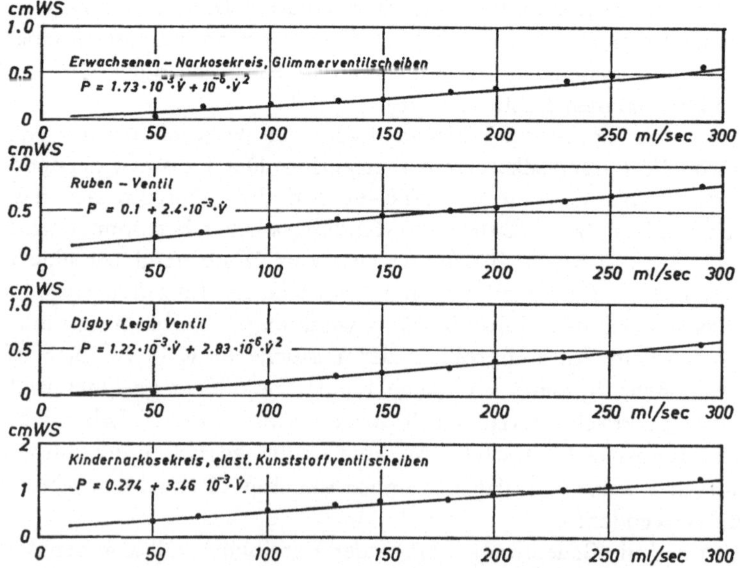

Abb. 78. Druck-Strömungs-Diagramm für die gebräuchlichsten Narkosesysteme
mit 90° gekrümmtem Verbindungsstück von 10 mm Durchmesser

Körpergewicht ein Tubus der Größe CHARRIÈRE 26 verwendet werden muß, dann beträgt die Gesamtatemarbeit bereits etwas mehr als das Doppelte der individuellen Atemarbeit: Individuelle Atemarbeit = 0,25 mkp/min, apparative Atemarbeit 0,27 mkp/min (Abb. 76). Damit wäre die Toleranzgrenze zwar gerade erst überschritten. Aber es ist natürlich zweifelhaft, ob die Verdoppelung der Atemarbeit als Richtwert für die Leistungsgrenze der Atemmuskulatur, der sich auf Beobachtungen bei Erwachsenen stützt, auch für Kinder zutrifft.

Nun führten die Überlegungen zum Energieumsatz der Atemmuskulatur zu dem Schluß, daß die Atemarbeit gerade bei einer Atembehinderung kein sehr guter Maßstab für die Belastung der Atemmechanik ist. Ein subjektives Dyspnoegefühl hängt nicht so sehr von der mechanischen Leistung an sich ab. Wenn bei niedrigem Widerstand mit geringer Kraft ein sehr großes Volumen bewegt werden kann, dann ist selbst eine Atemarbeit von 10–15 mkp/min und mehr kaum spürbar. Wenn dagegen unter Stenose-

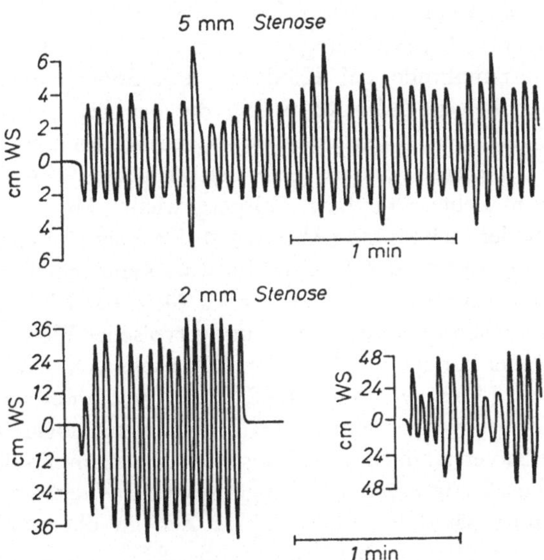

Abb. 79. Munddruckamplitude bei Stenoseatmung gegen eine Irisblende von 2 mm bzw. 5 mm Durchmesser

atmung der Kraftaufwand zur Ventilation eines normalen Volumens sehr groß ist, so wird bereits eine Atemarbeit von 1–2 mkp/min zu einer ausgesprochenen Belastung. Dabei stellt sich heraus, daß die Grenze des subjektiven Dyspnoegefühls weniger vom Grad der Stenose als von der Höhe der Druckamplitude abhängt, die zur Ventilation eines unter der gegebenen Situation ausreichenden Volumens notwendig ist. In diesem Fall ist unter

Druckamplitude die Differenz zwischen Maximum und Minimum der Munddruckkurve zu verstehen. Sie darf unter bestimmten Voraussetzungen als relatives Maß für den Kraftaufwand der Atemmuskulatur gelten (s. S. 110 ff.).

Unter maximaler Anstrengung ist es dem Erwachsenen für kurze Zeit möglich, 80–100 cmWS (± 40–50 cmWS, Abb. 79) zu erreichen. Eine Stenose, die solche Druckamplituden notwendig macht, führt allerdings sehr rasch zu schwerer Atemnot. Andererseits wird bereits eine Druckamplitude von 6–8 cmWS (± 3–4 cmWS, Abb. 79) subjektiv als Behinderung empfunden, ohne daß es jedoch zu Ventilationsschwierigkeiten kommt. Nach den Untersuchungen von SILVERMANN et al. 1945 liegt die Toleranzgrenze ungefähr bei 10–15 cmWS, wenn trotz Atemhindernis noch eine unbeeinträchtigte körperliche Arbeit möglich sein soll.

Auch diese Beobachtung ist natürlich nicht uneingeschränkt auf Säuglinge und Kleinkinder zu übertragen. Trotzdem bietet die Druckamplitude von allen Parametern zweifellos den besten Vergleichsmaßstab für die Kraftreserve der Atemmuskulatur bei Patienten verschiedenen Lebensalters. Die eigenen Untersuchungen haben gezeigt, daß sich die intrathorakale Druckamplitude bei Kindern unter Spontanatmung in einer Größenordnung bewegt (Abb. 42, S. 85), die der bei Erwachsenen entspricht. Zwar sinkt der Durchschnitt von 8,2 cmWS bei jungen Säuglingen auf 5,2 cmWS bei älteren Kindern (Tab. 12), doch besteht keine signifikante Korrelation zum Lebensalter bzw. Körpergewicht (Abb. 42). Bereits die große Streuung der Meßpunkte (Abb. 42) ist sicher ein Hinweis für die vorhandene Leistungsreserve der Atemmuskulatur. Zahlreiche Einzelwerte liegen in dem Bereich zwischen 10 und 15 cmWS. Meist handelt es sich dabei um Situationen, in denen die Spontanatmung in typischer Weise verändert ist (s. S. 91 ff.). Dabei kommen in Ausnahmefällen sogar Druckamplituden bis zu 30 cmWS vor (Abb. 69). SMITH 1942 beobachtete unter experimenteller Stenoseatmung bei Neugeborenen und Frühgeburten sogar Werte bis zu 55 cmWS. Selbstverständlich sind so große Druckamplituden auch bei Kindern nur kurzfristig möglich. Weniger extreme Widerstände vermögen aber selbst junge Säuglinge über längere Zeit zu überwinden. Hierfür sprechen vor allem Befunde bei Bronchiolitis, RDS und Bronchopneumonien mit durchschnittlichen Druckamplituden von 13–16 cmWS (COOK et al. 1957, KRIEGER u. WHITTEN 1964). Es dürfte somit unbestreitbar sein, daß auch Kinder vom ersten Lebenstag an über eine angemessene Leistungsreserve der Atmung verfügen. Alle Erfahrungen sprechen dafür, daß ein zusätzlicher apparativer Widerstand keine nennenswerte Belastung darstellt, solange die Druckamplitude zur Überwindung dieses Widerstandes bei normaler Ventilation 4–6 cmWS nicht übersteigt.

Es sei an dieser Stelle eingefügt, daß man neben einem kontinuierlichen Widerstand, das ist zum Beispiel eine Irisblende oder ein Endotrachealkatheter, auch noch einen sogenannten Schwellenwiderstand unterscheidet (NUNN u. EZI-ASHI 1961), wie er experimentell meist durch Einschaltung einer Wasserflasche in den Inspirations- oder Exspirationsweg gebildet wird. Dieser Schwellenwiderstand entspricht mit gewissen Einschränkungen dem Öffnungswiderstand von Narkoseventilen. Der Öffnungsdruck bei den gebräuchlichen Systemen ist jedoch so gering (Abb. 80), daß er in diesem Zusammenhang vernachlässigt werden kann.

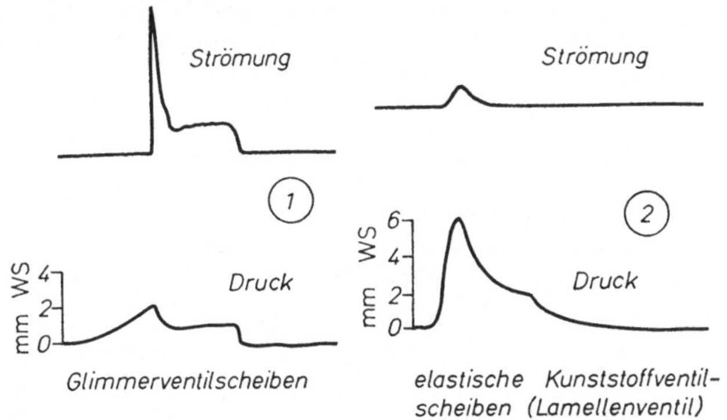

Abb. 80. Öffnungsdruck der Ventile bei zwei repräsentativen Narkosesystemen. 1. Dräger-Erwachsenen-Narkosekreis, 2. Foregger-Bloomquist-Narkosekreis für Kinder

Um die Zumutbarkeit verschiedener Widerstände zu vergleichen, ist es zweckmäßig, für die primär aus dem Kraftaufwand hergeleitete Toleranzgrenze ebenfalls die Dimension der Atemarbeit zu wählen. Deshalb wurde für jedes Lebensalter die Atemarbeit berechnet, bei der unter der Voraussetzung eines durchschnittlichen Atemminutenvolumens (Abb. 35) die Druckamplitude zur Überwindung des jeweiligen Widerstandes 4 bzw. 5 bzw. 6 cmWS beträgt (Abb. 76 u. 81). Die Schnittpunkte der drei resultierenden Isoplethen mit den Einzelkurven, die für die verschiedenen Endotrachealkatheter gelten, gibt die Altersgrenze (gemessen in kg Körpergewicht) an, bis zu der die jeweilige Tubusgröße noch statthaft ist. Es stellt sich heraus, daß bei optimaler Auswahl der Tubusgröße (Abb. 72) die Grenze von 6 cmWS unter normaler Ventilation kaum jemals überschritten wird.

Legt man einen mittleren Durchmesser der Trachea zugrunde (Abb. 72), dann bleibt die Druckamplitude sogar oft zwischen 4–5 cmWS. Dabei ist es bemerkenswert, daß die Einhaltung der Toleranzgrenze bei jungen Säuglingen, sofern ein Cole-Tubus verwendet wird, kaum Schwierigkeiten bereitet. Bei 3–5jährigen Kindern mag es dagegen vorkommen, daß Druckamplituden zwischen 6–8 cmWS auftreten, wenn man sich bei der In-

tubation im Zweifelsfall für die kleinere CHARRIÈRE-Größe entscheidet
(Tab. 18).

Andererseits spricht die praktische Erfahrung dafür, daß spätestens nach
dem 3. Lebensjahr auch ein Woodbridge-Tubus unbedenklich verwendet
werden kann. Obwohl dieser Tubus wegen seiner besonderen Konstruktion
unvermeidlich einen etwas größeren Widerstand als der MAGILL-Tubus
besitzt (Abb. 71), gab es bisher bei Kleinkindern weder gegen die üblichen
Tubusformen noch gegen die Spontanatmung während der Intubationsnarkose irgendwelche Vorbehalte. Dieser Umstand könnte dafür sprechen,
daß die gewählte Begrenzung zumutbarer Widerstände einen sehr strengen
Maßstab setzt.

Tabelle 18. *Widerstandsbedingte durchschnittliche Druckamplitude bei Säuglingen und
Kleinkindern unter Spontanatmung, wenn altersentsprechende Endotrachealkatheter
verwendet werden* (vgl. Abb. 76 u. 81)

CHARRIÈRE-Größe	Körpergewicht kg	Druckamplitude cmWS
12	2– 3	3,5–5,5
14	3– 5	3,0–5,5
16	5– 7	4,0–6,0
18	7–10	4,0–6,0
20	10–13	4,0–6,0
22	13–17	5,0–7,0
24	17–21	5,0–6.5
26	21–26	4,5–6,0

Vorerst ist jedoch keineswegs von der Hand zu weisen, daß sich die
allgemeine Aufmerksamkeit bisher zu einseitig auf die Probleme im Säuglingsalter konzentriert hat. Möglicherweise kommt es tatsächlich beim
3–4jährigen Kind bereits zu einer widerstandsbedingten alveolaren Hypoventilation, wenn statt eines Endotrachealkatheters der Größe CHARRIÈRE
24 eine CHARRIÈRE-Größe 22 verwendet wird. Ergänzende blutgas-
analytische Untersuchungen sowie Messungen der alveolaren Ventilation
unter diesen Bedingungen sind wünschenswert. Bisher steht der Cole-
Tubus nur bis zur CHARRIÈRE-Größe 18 zur Verfügung. Vielleicht erweist
es sich als empfehlenswert, diese Katheter-Form auch auf die Größen
20–22 auszudehnen.

Mit ziemlicher Bestimmtheit kann man dagegen feststellen, daß die
Intubationsnarkose bei jungen Säuglingen wesentlich unproblematischer
ist, als das bisher geglaubt wurde (HAHN et al. 1964, PFEIFER et al. 1962).
Unbestreitbar ist der Vorzug des Cole-Tubus (Abb. 81). Dadurch, daß bei
dieser Modifikation der engste Durchmesser lediglich auf den Katheter-
abschnitt beschränkt bleibt, der in die Trachea eingeführt wird, sinkt der
Gesamtwiderstand erheblich.

Bemerkenswert günstig ist jedoch auch der Widerstand des Oxford-Tubus (Abb. 71). Zwar ist das Lumen bei dieser Modifikation nach der Originalbeschreibung (ALSOP 1955) über die ganze Länge einheitlich. Aber durch besonders sorgfältige Verarbeitung wird ein relativ großer Innendurchmesser erreicht. Damit der Tubus nicht abknickt und seine L-förmige Form behält, ist die Wandung nur in dem Katheterteil besonders dünn, der in der Trachea liegt. Die übrige Tubuswand ist konisch verstärkt. Bereits HENNES u. WALDECK 1963 haben die Überlegenheit des Oxford-Tubus hervorgehoben. Doch ist zu bemerken, daß besonders der Innendurch-

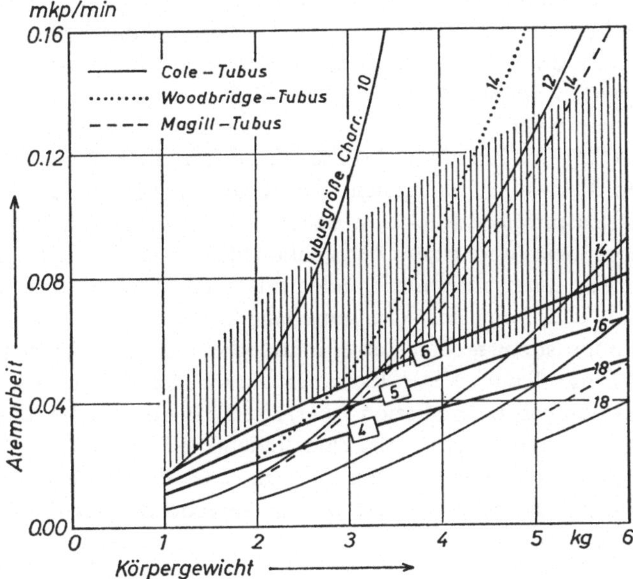

Abb. 81. Apparative Atemarbeit bei Säuglingen bis zu einem Körpergewicht von 6 kg gegen Endotrachealkatheter verschiedener Modifikationen (vgl. Abb. 71 und 76)

messer bei jedem Katheter zweifellos einer gewissen fabrikationstechnischen Toleranz unterliegt. Die aufgezeigten Relationen (Abb. 70 u. 71) verschiedener Katheterwiderstände haben daher nur eine orientierende Bedeutung, denn die Druck-Strömungsdiagramme stützen sich auf die Messung je eines Katheters der jeweiligen CHARRIERE-Größe. Besonders der Vergleich zwischen Cole- und Oxford-Tubus mag daher im Einzelfall durchaus anders ausfallen. Theoretisch muß der Cole-Tubus bei optimaler Ausführung den geringsten Widerstand besitzen. Tatsächlich bietet jedoch der Oxford-Tubus auf Grund eines besonders sorgfältigen Herstellungsverfahrens einen gleichwertigen oder sogar niedrigeren Widerstand.

Berücksichtigt man allerdings die Toleranzgrenze für die Zumutbarkeit von Widerständen, wie sie aus der widerstandsbedingten Druckamplitude berechnet wurde (Abb. 81), dann sind die Unterschiede nicht so sehr entscheidend. Selbst ein konventioneller Magill-Tubus (GILLESPIE 1953) ist für junge Säuglinge wenigstens bis zu einem altersentsprechenden Körpergewicht von 2–3 kg noch vertretbar (Abb. 81). Insgesamt ist es also höchst unwahrscheinlich, daß eine Intubationsnarkose bei lungengesunden Kindern und adaequater Tubusgröße (Abb. 72) in irgendeinem Lebensalter zu einer unzumutbaren Widerstandsbelastung führt. Für junge Säuglinge ist allerdings ein Cole- oder Oxford-Tubus bzw. eine diesen Kathetern gleichwertige Modifikation vorzuziehen.

Beim Magill- und noch mehr beim Woodbridge-Tubus (GILLESPIE 1953) besteht zwar die Möglichkeit, daß es unter Spontanatmung zu einer nennenswerten Belastung kommt. Das gilt jedoch nicht nur für Säuglinge, sondern ebenso für ältere Kinder, insbesondere zwischen dem 3.–5. Lebensjahr (Tab. 18). Im Zweifelsfall sollte man daher zur assistierten oder kontrollierten Beatmung übergehen. Ein Beatmungsgerät zur Anwendung negativer Exspirationsdrucke ist dabei nicht erforderlich. In gar keinem Fall ist irgendein Widerstand der gebräuchlichen Endotrachealkatheter so groß, daß es unter intermittierender positiver Druckbeatmung zu einer merklichen Erhöhung der Atemmittellage käme.

Allerdings ist zuzugeben, daß es in manchen operativen Situationen, vor allem bei Eingriffen im Nasen-Rachenraum zuweilen wünschenswert ist, die Spontanatmung trotz Intubation zu erhalten. Es bleibt daher das Anliegen bestehen, die Grenzfälle, für die eine eindeutige Entscheidung auf Grund der vorliegenden Befunde nicht möglich war, durch detaillierte Untersuchung des Gaswechsels unter den entsprechenden Bedingungen endgültig abzuklären.

Zusammenfassung

Bei lungengesunden Kindern bis zum 6. Lebensjahr wurden während Maskennarkosen unter Spontanatmung die transpulmonale Oesophagusdruckamplitude und die transpulmonale Atemarbeit gemessen. Weiterhin wurden bei denselben Kindern nach Muskelrelaxation mit Suxamethonium und orotrachealer Intubation unter einem Beatmungsvolumen, daß dem zuvor während Spontanatmung gemessenen Atemminutenvolumen entsprach, die Beatmungsdruckamplitude sowie die Beatmungsarbeit bestimmt.

Die Ergebnisse (s. Anhang, Kap. V) sollten insbesondere daraufhin untersucht werden, ob der Energieumsatz der Atemmuskulatur unter bestimmten Umständen einen nennenswerten Anteil des Gesamtenergieumsatzes beanspruchen könnte. Außerdem war aus der Gegenüberstellung von individueller Atemarbeit gegen Widerstände des Thorax-Lungen-Systems und apparativer Atemarbeit eine Abklärung der Frage zu erwarten, inwieweit Säuglingen und Kleinkindern die üblichen apparativen Widerstände von Endotrachealkathetern, Ventilsystemen und Verbindungsstücken prinzipiell zumutbar sind.

Von grundsätzlichem Interesse ist die Feststellung, daß die Atemarbeit gegen Widerstände der Thoraxwand (extrapulmonale Atemarbeit) für alle Altersklassen vom jüngsten Säugling bis zum 6jährigen Kind konstant 23% der Gesamtatemarbeit ausmacht. Unter extrapulmonaler Atemarbeit ist die Differenz zwischen Beatmungsarbeit und transpulmonaler Atemarbeit zu verstehen. Möglicherweise ist der Anteil beim wachen, nicht beeinflußten Kind um 5–8% kleiner, da sich offensichtlich narkosebedingte, intrapulmonale Widerstandsänderungen auf die Beatmungsarbeit ausgewirkt haben.

Auch die transpulmonale Atemarbeit erscheint vergleichsweise hoch, was einerseits auf das relativ hohe Ventilationsvolumen zurückzuführen ist. Andererseits spielen bestimmte charakteristische Veränderungen der Atmung eine Rolle. Hierzu zählen vor allem ein inspiratorischer Stridor als Ausdruck einer Abwehrreaktion im Kehlkopf, die zuweilen sehr ausgeprägt sein kann sowie eine gelegentlich extreme Verschiebung des Atemzeitquotienten. Die mögliche Bedeutung dieser Faktoren für die Schlußfolgerungen aus den vorliegenden Untersuchungsergebnissen wird an Hand zahlreicher Kurvenbeispiele diskutiert.

Der ventilationsbedingte Energieumsatz kann nicht ohne weiteres aus der Atemarbeit abgeleitet werden. Auf Grund bestimmter Überlegungen muß man unterstellen, daß der Wirkungsgrad der Atemmuskulatur in extremen Bereichen schwanken kann. Zwar beträgt der von der Atmung beanspruchte Anteil der Gesamtsauerstoffaufnahme unter normalen Umständen allenfalls 2%, selbst wenn man annimmt, daß die hier unter Narkosebedingungen bestimmte Atemarbeit keinen Normalwert im strengen Sinne darstellt. Gute Gründe sprechen aber dafür, daß der Energieumsatz der Atemmuskulatur in bestimmten Krankheitssituationen tatsächlich auf 10% und mehr des Gesamtenergieumsatzes ansteigen kann.

Im Hinblick auf die Beurteilung von Narkosesystemen und Endotrachealkathetern für die Kinderanaesthesie wird besonders darauf hingewiesen, daß die Turbulenz und damit der exponentielle Anstieg der üblichen Widerstände erst dann eine Rolle spielt, wenn die Stromstärke einen Bereich überschreitet, der bei Verwendung eines altersentsprechenden Instrumentariums gar nicht vorkommt.

Die im vorliegenden Zusammenhang beobachteten apparativen Widerstände unter Maskennarkose einschließlich der pneumotachographischen Meßanordnung bewegen sich durchschnittlich zwischen 0,01 mkp/min bei jungen Säuglingen (3 kg Körpergewicht) und 0,09 mkp/min bei 6jährigen

Kindern (23 kg Körpergewicht). Zusätzlich durchgeführte experimentelle Widerstandsmessungen der verbreitetsten Ventilsysteme für Säuglinge und Kleinkinder bestätigen, daß die üblichen Narkoseapparate einen Widerstand besitzen, der praktisch zu vernachlässigen ist.

Demgegenüber ist der Widerstand von Endotrachealkathetern auch bei sachgerechter Korrelation von altersentsprechender Tubusgröße und Atemstromstärke so groß, daß es bis zur Verdoppelung der Atemarbeit kommen kann.

Es zeigt sich jedoch, daß auch diese Widerstände bei optimaler Auswahl der Kathetergrößen und Ansatzstücke jedenfalls bei lungengesunden Kindern die Leistungsreserve der Atemmuskulatur nicht überschreiten dürften, wenn man nicht die Atemarbeit, sondern den Kraftaufwand als Kriterium der Zumutbarkeit wertet. Man kann zeigen, daß bei jeweils altersentsprechender Ventilation und Tubusgröße die Druckamplitude zur Überwindung der apparativen Widerstände zwischen 3,5–6,0 cmWS liegt. Sie bleibt damit erheblich unter der maximal erreichbaren Druckamplitude, die selbst bei jungen Säuglingen mindestens 30 cmWS erreicht. Es erscheint damit erwiesen, daß bei Kindern dem Widerstandsproblem gegenüber dem Totraumproblem die weitaus geringere Bedeutung zukommt.

Summary

In children without pulmonary disease up to 6 years of age transpulmonary oesophageal pressure and transpulmonary respiratory work during inhalational anaesthesia and spontaneous respiration were measured. After relaxation with succinylcholine and orotracheal intubation in the same infants pressure amplitude and work of artificial respiration were recorded for volumes, which corresponded to the minute volume under spontaneous respiration.

From the results (see Appendix, Chap. V) some information about the energy cost of respiration as a part of total metabolism was expected. Furthermore the comparison of physiological work of breathing with respiratory work against the anaesthesia equipment should indicate, wether the additional resistance of commonly used endotracheal tubes, valves and adaptors is tolerated under spontaneous respiration.

First of all it was found, that the work of breathing against the thoracic wall, as calculated from the difference between respiratory work under artificial respiration and transpulmonary work under spontaneous respiration, amounts 23 % of the total repiratory work. This value is constant up to 6 years of age. It is possible, that this amount is overestimated by 5–8 %, because pulmonary compliance and resistance may be altered by anaesthesia and muscle relaxation. Thus total respiratory work, as measured in this investigation, probably is not quite representative for physiological work of breathing in non anaesthetized children.

Even transpulmonary work of breathing was expected to be lower than it actually was and this is partly due to the relatively high ventilation during anaesthesia. In addition other alterations influenced respiratory mechanics. Sometimes laryngeal irritation may occur, commonly indicated by characteristic high-pitched crowing sounds during inspiration, or sometimes inspiratory time is extremely shortened. These and other findings are illustrated by numerous records and their role is discussed in detail with respect to practical consequences.

The energy cost of breathing may be calculated from mechanical work of breathing, provided that efficiency of respiratory muscles is known. Under normal conditions only 2 % of the total oxygen uptake are needed by the breathing musculature and this is true even supposing, that work of breathing is increased during anaesthesia. But it was possible to demonstrate, that efficiency of respiratory muscles may alter within a wide range. So under special conditions the energy cost of respiratory movements even for normal ventilation may constitute 10 % and more of the total metabolism.

While evaluating endotracheal tubes and other anaesthesia equipment for infants and children, it is important to realize, that turbulent flow only occurs if flow rates are in excess of physiological limits, according to the age, for which the equipment under control is designed. During this investigation, additional respiratory work against resistance of anaesthesia apparatus, including the pneumotachograph assembly, ranged between 0.01 mkp/min in young infants (3 kg body weight) and 0.09 mkp/min in children 6 years of age (23 kg body weight). Experimental measurements of commonly used anaesthesia equipment proved, that resistance of valves and circle systems is negligable. The resistance due to endotracheal tubes may however lead to doubling of respiratory work, even if age, flow rate and tube sizes are well correlated.

But there is good reason to suppose, that this increase of work is still within the work capacity of respiratory muscles, at least in children without pulmonary disease. This becomes obvious, if resistance is not correlated to work but to force. It is demonstrated, that if tube sizes, ventilation and age are well adjusted, pressure amplitudes necessary to overcome additional resistance of anaesthesia equipment ranges between 3.5–6.0 cm H_2O. In respiratory obstruction however maximal pressure amplitudes may excede 30 cm H_2O. So it was concluded, that resistance of commonly used anaesthetic equipment is within allowable limits and represents a relatively minor problem compared to dead space.

V. Anhang

Zusammenfassung der eigenen Befunde

Um einen Vergleich der vorgelegten Befunde mit den Beobachtungen anderer Autoren zu erleichtern, wurden die aus der Korrelation zum Körpergewicht errechneten Regressionskurven des eigenen Kollektivs für Lebensalter und Körpergröße, für die Ventilation, die transpulmonale Atemarbeit und die Beatmungsarbeit in Doppelleitertafeln zusammengefaßt. Es sei ausdrücklich betont, daß es sich dabei nicht etwa um Nomogramme handelt, die Normalwerte vermitteln sollen. Die Tafeln bieten lediglich in leicht überschaubarer Form eine Zusammenfassung der eigenen Befunde zur äußeren Ventilation und Atemmechanik bei lungengesunden Säuglingen und Kleinkindern unter Narkosebedingungen.

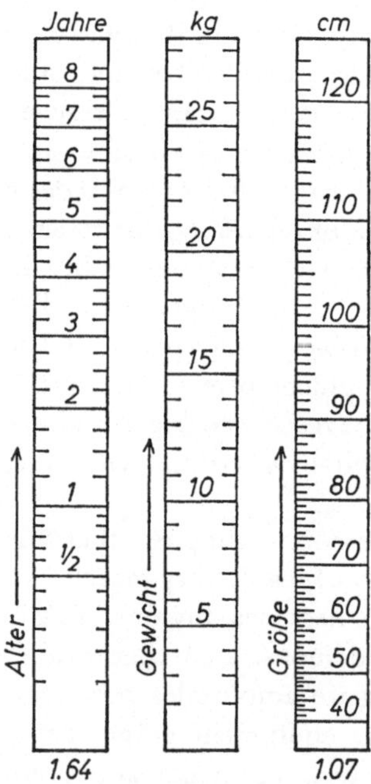

Abb. 82. Doppelleitertafel für die Beziehung zwischen Lebensalter, Körpergewicht und Körpergröße bei Säuglingen und Kleinkindern (Regressionskurven aus 100 Wertepaaren, s. Tab. 1, S. 51)

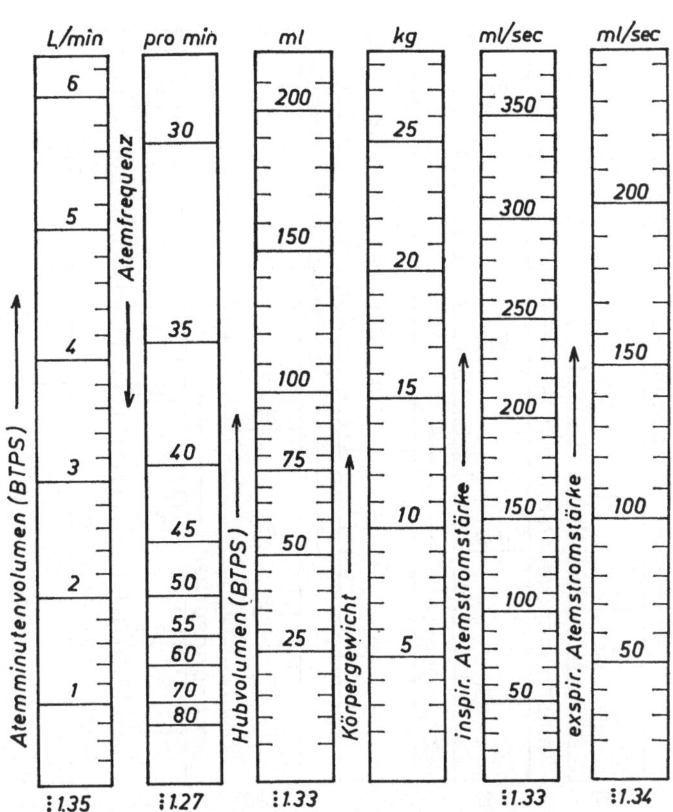

Abb. 83. Zusammenfassung der Regressionskurven für Atemminutenvolumen, Atemfrequenz, Atemhubvolumen sowie maximale inspiratorische und exspiratorische Atemstromstärke in Korrelation zum Körpergewicht (s. Abb. 33–36 u. Tab. 4)

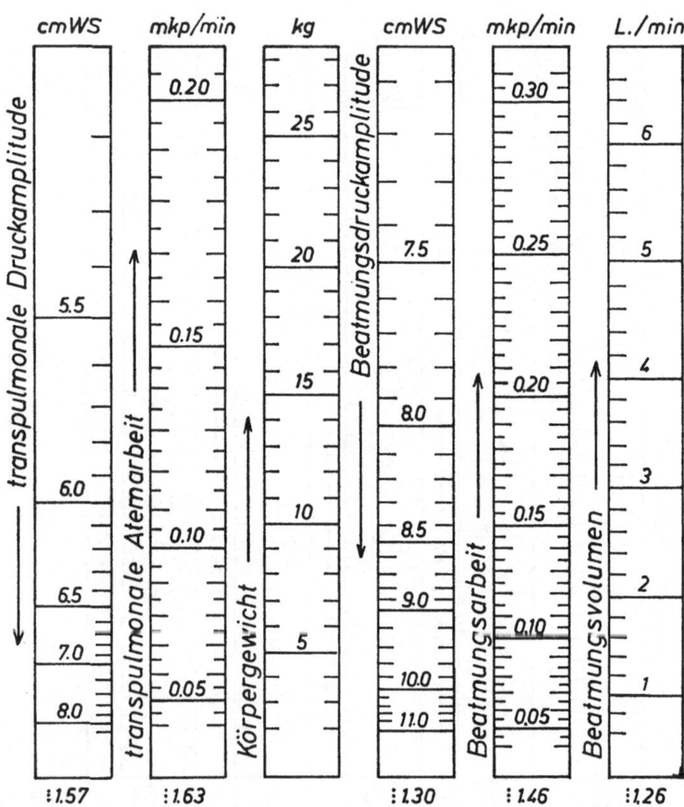

Abb. 84. Zusammenfassung der Regressionskurven für transpulmonale Druckamplitude und transpulmonale Atemarbeit sowie für Beatmungsarbeit, Beatmungsdruckamplitude und Beatmungsvolumen in Korrelation zum Körpergewicht
(Abb. 42–46)

VI. Literatur

ALSOP, A. F.: Non-kinking endotracheal tubes. Anaesthesia **10**, 401 (1955).

ANTHONY, A. J., u. W. LENT: Untersuchungen über die Wirkung erhöhter Atemwiderstände. I: Zur Frage der Einwirkung erhöhter Atemwiderstände auf den Gasstoffwechsel. Z. ges. exp. Med. **109**, 624 (1941).

ARNOTT, W. M., J. BUTLER, and A. C. PINCOCK: A pressure volume diagram recorder for respiration in man. J. Physiol. **124**, 6 (1954).

ATTINGER, E. O.: Pulmonary mechanics and hemodynamics during changes in ventilation and blood volume. J. appl. Physiol. **15**, 429 (1960).

—, R. G. MONROE, and M. S. SEGAL: The mechanics of breathing in different body positions. I. Normal subjects. J. clin. Invest. **35**, 904 (1956).

—, and M. S. SEGAL: Mechanics of breathing I. The physical properties of the lung. Amer. Rev. resp. Dis. **80**, 38 (1959).

AVERY, M. E.: The lung and its disorders in the newborn infant. Philadelphia and London: Saunders 1964.

AYRE, P.: Anesthesia for harelip and cleft palate in babies. Brit. J. Surg. **25**, 131 (1937).

BARTELS, O., u. J. WENNER: Standardbikarbonat, ph und PO_2-Druck im „arterialisierten“ Blut gesunder Säuglinge nach der Neugeborenenperiode bis zum Ende des ersten Lebensjahres. Klin. Wschr. **43**, 437 (1965).

BATES, D. V., and R. V. CHRISTIE: Respiratory function in disease. Philadelphia and London: Saunders 1964.

BARTH, L., u. M. MEYER: Moderne Narkose, Theorie und Praxis der Routineverfahren. 2. Aufl., Stuttgart: Fischer 1965.

BARTLETT, R. G., and H. SPECHT: Energy cost of breathing determined with a simplified technique. J. appl. Physiol. **11**, 84 (1957).

—, H. F. BRUBACH, and H. SPECHT: Oxygen cost of breathing. J. appl. Physiol. **12**, 413 (1958).

—, H. F. BRUBACH, R. C. TRIMBLE, and H. SPECHT: Airway resistance measurement during any breathing pattern in man. J. appl. Physiol. **14**, 89 (1959).

BAUER, A. R.: Respiration in newborn infants. Amer. J. Dis. Child. **60**, 1342 (1940).

BAYLISS, L. E., and G. W. ROBERTSON: Viscoelastic properties of the lung. Quart. J. exp. Physiol. **29**, 27 (1939).

BECKMAN, M., O. NORLANDER, and B. WIDMAN: Pulmonary ventilation during thoracic surgery. Acta chir. scand. Suppl. **245**, 27 (1959).

BENEDICT, F. G., and F. B. TALBOT: Metabolism and growth from birth to puberty. Carnegie Inst. Washington, Publ. 302, Washington 1921.

BENEKEN, L., H. KLEINSORG u. K. KOCHSIEK: Gaswechsel und Ventilation in Ruhe und während körperlicher Belastung bei freier und künstlich behinderter Atmung. Klin. Wschr. **39**, 1050 (1961).

BLOCK, W.: Über die Konstruktion eines Mikromanometers. Z. Instrumentenk. **45**, 220 (1925).

BLÖMER, A., u. N. HAHN: Die Atemwerte der Neugeborenen, Säuglinge und Kinder bis zu 6 Jahren. Z. Kinderheilk. **87**, 466 (1963).

Bloomquist, E. R.: Pediatric circle absorber. Anesthesiology **18**, 787 (1957).

Björk, V. O., and C. G. Engström: The treatment of ventilatory insufficiency by tracheotomy and artificial ventilation. J. thorac. Surg. **34**, 228 (1957).

Blystad, W.: Blood gas determinations on premature infants. Investigations of premature infants with early neonatal dyspnoe. Acta paediat. (Uppsala) **45**, 103 (1956).

Bondurant, S., J. B. Hickam, and J. K. Isley: Pulmonary and circulatory effects of acute pulmonary engorgement in normal subjects. J. clin. Invest. **36**, 59 (1957).

—, J. Mead, and C. D. Cook: A reevaluation of effects of acute central congestion on pulmonary compliance in normal subjects. J. appl. Physiol. **15**, 875 (1960).

Boutourline-Young, H. J., and C. A. Smith: Respiration of full term and of premature infants. Amer. J. Dis. Child. **80**, 753 (1950).

Briscoe, W. A., and A. B. DuBois: Relationship between airway resistance, airway conductance and lung volume in subjects of different age and body size. J. clin. Invest. **37**, 1279 (1958).

Brown, E. S.: Lung area from surface tension effects. Proc. Soc. exp. Biol. (N. Y.) **95**, 168 (1957).

—, R. P. Johnson, and J. A. Clements: Pulmonary surface tension. J. appl. Physiol. **14**, 717 (1959).

Brück, K.: Temperature regulation in the newborn infant. Biol. Neonat. (Basel) **3**, 65 (1961).

Bühlmann, A.: Experimentelle Untersuchungen über Stenoseatmung. Schweiz. Z. Tbk. **6**, 89 (1949).

—, u. H. Behn: Klinische Ergebnisse atemmechanischer Untersuchungen. Schweiz. med. Wschr. **87**, 1500 (1957).

Butler, J., and B. H. Smith: Pressure-volume relationships of the chest in the completely relaxed anaesthetized patient. Clin. Sci. **16**, 125 (1957).

—, H. C. White, and W. M. Arnott: Pulmonary compliance in normal subjects. Clin. Sci. **16**, 709 (1957).

Buytendijk, H. J.: Oesophagusdruck en longelasticiteit. Diss., Groningen 1949.

Cain, C. C., and A. B. Otis: Some physiological effects resulting from added resistance to respiration. J. Aviat. Med. **20**, 149 (1949).

Campbell, E. J. M., E. K. Westlake, and R. M. Cherniack: Simple methods of estimating oxygen consumption and efficiency of the muscles of breathing. J. appl. Physiol. **11**, 303 (1957).

—, — —: The oxygen consumption and efficieny of the respiratory muscles of young male subjects. Clin. Sci. **18**, 55 (1959).

Carlens, E., B. Widman, and O. Norlander: Respirator treatment in cases of acute laryngotracheobronchitis. Acta otolaryng. **52**, 331 (1960).

Cassels, D. E., and M. Morse: Arterial blood gases and acid base balance in normal children. J. clin. Invest. **32**, 824 (1953).

Cherniack, R. M., L. E. Farhi, B. W. Armstrong, and D. F. Proctor: A comparison of esophageal and intrapleural pressure in man. J. appl. Physiol. **8**, 203 (1955).

—, and C. A. Guenter: The efficiency of the respiratory muscles in obesity. Canad. J. Biochem. Physiol. **39**, 1215 (1961).

Christie, R. V.: The elastic properties of the emphysematous lung and their clinical significance. J. clin. Invest. **13**, 295 (1934).

— Dyspnea in relation to visco-elastic properties of the lung. Proc. roy. Soc. B. **46** B, 381 (1953).

Christlieb, I. I., J. F. Dammann, N. S. Thung, and W. H. Muller: Postoperative care in cardiac surgery: A frequent determinant of success or failure. Dis. Chest **44**, 47 (1963).

Chu, J. S., P. Dawson, M. Klaus, and A. Y. Sweet: Lung compliance and lung volume measured concurrently in normal full-term and premature infants. Pediatrics **34**, 525 (1964).

Clements, J. A.: Surface tension of lung extracts. Proc. Soc. exp. Biol. (N. Y.) **95**, 170 (1957).

— Pulmonary alveolar stability. Fed. Proc. **19**, 378 (1960).

—, E. S. Brown, and R. Johnson: Pulmonary surface and the mucus of the lungs, some theoretical considerations. J. appl. Physiol. **12**, 262 (1958).

Cole, F.: An endotracheal tube for babies. Anesthesiology **6**, 627 (1945).

Comroe, J. H., St. Y. Botelho, and A. B. Dubois: Design of a body pletysmograph for studying cardiopulmonary physiology. J. appl. Physiol. **14**, 439 (1959).

—, R. E. Forster, A. B. Dubois, W. A. Briscoe, and E. Carlsen: The Lung. Deutsche Übersetzung von H. A. Gerlach u. H. Rink. Stuttgart: Schattauer 1964.

Cook, C. D., R. B. Cherry, D. O'Brien, P. Karlberg, and A. C. Smith: Studies of respiratory physiology in the newborn infant I. Observations on normal premature and full-term infants. J. clin. Invest. **34**, 975 (1955).

—, P. J. Helliesen, and S. Agathon: Relation between mechanics of respiration, lung size and body size from birth to young adulthood. J. appl. Physiol. **13**, 349 (1958).

—, J. M. Sutherland, S. Segal, R. B. Cherry, J. Mead, M. B. McIlroy, and C. A. Smith: Studies of respiratory physiology in the newborn infant. Measurements of mechanics of respiration. J. clin. Invest. **36**, 440 (1957).

Cooper, E. A.: The work of ventilating the lungs on exertion. Quart. J. exp. Physiol. **46**, 13 (1961).

— Behaviour of respiratory apparatus. National Coal Board, Medical Service, Medical Research Memorandum 2 (1961).

Cournand, A., D. W. Richards, R. A. Bader, M. E. Bader, and A. P. Fishman: The oxygen cost of breathing. Amer. Phys. **67**, 162 (1954).

Craig, J. M.: Pressure-volume expansion curves and alveolarexpansic patterns of lung of stillborn and newborn infants with and without respiratory distress: The unique pattern of infants with hyaline membranes. Amer. J. Dis. Child. **102**, 707 (1961).

Crane, M. G., D. A. Hamilton, and J. E. Affeldt: A plastic balloon for recording intraesophageal pressures. J. appl. Physiol. **8**, 585 (1956).

Cross, K. W., J. P. M. Tizard, and D. A. H. Trythall: The gaseous metabolism of the newborn infant. Acta paediat. (Uppsala) **46**, 265 (1957).

— The respiratory rate and ventilation in the newborn baby. J. Physiol. **109**, 459 (1949).

—, J. M. D. Hooper, and T. E. Oppé: The effect of inhalation of carbon dioxide in air on the respiration of the full-term and premature infant. J. Physiol. **122**, 264 (1953).

— and T. E. Oppé: The effect of inhalation of high and low concentration of oxygen on the respiration of the premature infant. J. Physiol. **117**, 38 (1952).

—, —: The respiratory rate and volume in the premature infant. J. Physiol. **116**, 168 (1952).

—, and P. Warner: The effect of inhalation of high and low oxygen concentrations on the respiration of the newborn infant. J. Physiol. **114**, 283 (1951).

DALY, W. J. and ST. BONDURANT: Direct measurement of respiratory pleural pressure changes in normal man. J. appl. Physiol. **18**, 513 (1963).

DAMMANN, J. F., N. THUNG, I. I. CHRISTLIEB, J. B. LITTLEFIELD, and W. H. MULLER: The management of the severely ill patient after open-heart surgery. J. thorac. cardiovasc. Surg. **45**, 80 (1063).

DAVIES, H. W., J. S. HALDANE, and J. G. PRIESTLEY: The response to respiratory resistance. J. Physiol. **53**, 60 (1919).

DAYMAN, H.: Mechanics of airflow in health and in emphysema. J. clin. Invest. **30**, 1175 (1951).

DEMING, J., and J. P. HANNER: Respiration in infancy. Amer. J. Dis. Child. **51**, 823 (1936).

—, and A. H. WASHBURN: Respiration in infancy: Method studying rates, volume and character of respiration with preliminary report of results. Amer. J. Dis. Child. **49**, 108 (1935).

DOHRN, R.: Über die Größe des respiratorischen Luftwechsels in den ersten Lebenstagen. Geburtsh. Gynäk. **32**, 25 (1895).

DON, H. F., and J. G. ROBSON: The mechanics of the respiratory system during anesthesia, the effects of atropine and carbon dioxide. Anesthesiology **26**, 168 (1965).

DORNHORST, A. G. and G. L. LEATHART: A method of assessing the mechanical properties of lungs and air passages, Lancet **2**, 109 (1952).

DRORBAUGH, J. E., S. SEGAL, H. M. SUTHERLAND, T. E. OPPÉ, R. B. CHERRY, and C. A. SMITH: Compliance of lung during first week of life. Amer. J. Dis. Child. **105**, 63 (1963).

DUBOIS, A. B., ST. Y. BOTELHO, and J. H. COMROE: A new method for measuring airway resistance in man using a body pletysmograph: Values in normal subjects and in patients with respiratory disease. J. clin. Invest. **35**, 327 (1956).

—, and B. B. ROSS: A new method for studying mechanics of breathing using cathode ray oscillograph. Proc. Soc. exp. Biol. (N. Y.) **78**, 546 (1951).

ECKERLEIN: Zur Kenntnis des Atmungsmechanismus der Neugeborenen. Z. Geburtsh. Gynäk. **19**, 120 (1890).

ECKERMANN, P., u. H. P. MILLAHN: Der Sauerstoffverbrauch bei Behinderung der Ventilation. Z. ges. exp. Med. **138**, 345 (1964).

ECKSTEIN, A., u. E. ROMINGER: Beiträge zur Physiologie und Pathologie der Atmung I: Die Atmung des Säuglings. Z. Kinderheilk. **28**, 1 (1921).

EGBERT, L. D., M. B. LAVER, and H. H. BENDIXEN: Intermittent deep breath and compliance during anestesia in man. Anesthesiology **24**, 57 (1963).

ENGSTRÖM, C. G., and P. HERZOG: Ventilation nomogram for practical use with the ENGSTRÖM respirator. Acta chir. scand. Suppl. **245**, 37 (1959).

—, P. HERZOG, O. P. NORLANDER, and S. A. SWENSSON: Ventilation nomogram for the newborn and small children to be used with the ENGSTRÖM respirator. Acta anaesth. scand. **6**, 175 (1962).

ENGSTRÖM, I., P. KARLBERG, and C. L. SWARTS: Respiratory studies in children X. Relationship between mechanical properties of the lungs, lung volumes and ventilatory capacities in healthy children 7–15 years of age. Acta paediat. (Uppsala) **51**, 68 (1962).

ENGSTRÖM, C. G., and O. P. NORLANDER: A new method for analysis of respiratory work by measurements of the actual power as a function of gas flow, pressure and time. Acta anaesth. scand. **6**, 49 (1962).

FENN, W. O.: Mechanics of respiration. Amer. J. Med. **10**, 77 (1951).

FERRIS, B. G., J. MEAD, and R. FRANK: Effect of body position on oesophageal pressure and measurement of pulmonary compliance. J. appl. Physiol. **14**, 521 (1959).

FERRIS, B. G., J. MEAD, R. FRANK, and D. S. POLLARD: Effect of deep and quiet breathing on pulmonary compliance in man. J. clin. Invest. **39**, 143 (1960).

FLEISCH, A.: Der Pneumotachograph, ein Apparat zur Geschwindigkeits-registrierung der Atemluft. Arch. Physiol. **209**, 713 (1925).

— Le métabolisme basal standard et sa détermination au moyen du „métabo-calculator". Helv. med. Acta **18**, 23 (1951).

— Nouvelle méthode d'étude des échanges gazeux et de la fonction pulmonaire. Basel: Schwabe 1954.

FOSTER, C. A., P. J. D. HEAF, and S. J. G. SEMPLE: Compliance of the lung in anesthetized paralysed subjects. J. appl. Physiol. **11**, 383 (1957).

FRASER, R. G.: Measurements of the calibre of human bronchi in three phases of respiration by cinebronchography. J. Canad. Ass. Radiol. **12**, 102 (1961).

FREEMAN, A., M. ST. PIERRE, and L. BACHMANN: Comparison of spontaneous and controlled respiration during cyclopropane anesthesia in infants. Anesthesiology **25**, 597 (1964).

FRITTS, H. W., J. FILLER, A. P. FISHMAN, and A. COURNAND: The efficiency of ventilation during voluntary hyperpnea: Studies in normal subjects and in dyspneic patients with either chronic pulmonary emphysema or obesity. J. clin. Invest. **38**, 1339 (1959).

FRY, D. L., R. E. HYATT, CH. B. McCALL, and A. J. MALLOS: Evaluation of three types of respiratory flowmeters. J. appl. Physiol. **10**, 210 (1957).

—, W. W. STEAD, E. V. EBERT, R. I. LUBIN, and H. S. WELLS: Measurement of intraesophageal pressure and its relationship to intrathoracic pressure. J. Lab. clin. Med. **40**, 664 (1952).

GANDY, G., L. GRANN, N. CUNNINGHAM, K. ADAMSON, and L. S. JAMES: The validity of ph and P_{CO_2} measurements in capillary samples in sick and healthy newborn infants. Pediatrics **34**, 192 (1964).

GILLESPIE, N. A.: Endotracheal anaesthesia. Deutsche Übers. v. K. MANGEL. Hannover: Oppermann 1953.

GLAUSER, E. M., C. D. COOK, and T. P. BOUGAS: Pressure flow characteristics and dead spaces of endotracheal tubes used in infants. Anesthesiology **22**, 339 (1961).

GOLD, M. I., and M. HELRICH: Pulmonary compliance during anesthesia. Anesthesiology **26**, 281 (1965).

—, and M. HELRICH: Mechanics of breathing during anesthesia II. The influence of airway adequacy. Anesthesiology **26**, 751 (1965).

GOTHE, H. D., J. HAMM u. H. KLEINSORG: Die Wirkung erhöhter Atemwiderstände auf statische und dynamische Atemgrößen Gesunder verschiedenen Lebensalters. Z. ges. exp. Med. **129**, 111 (1957).

GRAHAM, B. D., and J. C. WILSON: Chemical control of respiration in newborn infants. Amer. J. Dis. Child. **87**, 287 (1954).

GREGOR, K.: Untersuchungen über die Athmungsgröße des Kindes. S. 59. Arch. Anat. Physiol. (Physiol. Abt.) Supplementband 1902.

McGREGOR, M., and M. R. BECKLAKE: The relationship of oxygen cost of breathing to respiratory mechanical work and respiratory force. J. clin. Invest. **40**, 971 (1961).

GREENFIELD, L. J., P. A. EBERT, and D. W. BENSON: Effect of positive pressure ventilation on surface tension properties of lung extracts. Anesthesiology **25**, 312 (1964).

GRIBETZ, I., N. R. FRANK, and M. E. AVERY: Static volume-pressure relations of excised lungs of infants with hyaline membrane disease, newborn and stillborn infants. J. clin. Invest. **38**, 2168 (1959).

GRUENWALD, P.: Surface tension as a factor in the resistance of neonatal lungs to aeration. Amer. J. Obstet. Gynec. 53, 996 (1947).

HÄUSLER, H., H. JULICH u. G. LEHMANN: Pneumotachographische Untersuchungen bei gesunden und kranken unter besonderer Berücksichtigung der Auswertungsmethoden. Z. klin. Med. 154, 378 (1957).

HAHN, N. u. A. BLÖMER: Der Einfluß von 40 % O_2 in der Inspirationsluft auf die Atmung bei Kindern von 0–6 Jahren. Anaesthesist 12, 334 (1963).

— —: Das Pneumotachogramm bei Säuglingen in den ersten Lebenstagen. Pflügers Arch. ges. Physiol. 275, 256 (1962).

— — u. H. PFEIFER: Die Atemarbeit von Säuglingen bei Atmung durch Endotrachealkatheter. Z. angew. Physiol. 20, 356 (1964).

—, H. SCHÖNTHAL, A. BLÖMER u. H. PFEIFER: Atemhubvolumina und CO_2-Ausscheidung bei Säuglingen in den ersten Lebenstagen. Z. Kinderheilk. 86, 326 (1962).

HALL, J. E.: The physiology of respiration in infants and young children. Proc. roy. Soc. Med. 48, 19 (1955).

HAMM, J.: Methodische Grundlagen atemmechanischer Untersuchungen in der Klinik. Klin. Wschr. 38, 1093 (1960a).

—, Die klinische Bewertung elastischer und visköser Atemwiderstände und der Atemarbeit. Klin. Wschr. 38, 1101 (1960b).

— u. H. FABEL: Atemarbeit und Broncholyse bei chronischem Asthma bronchiale. Dtsch. med. Wschr. 86, 2285 (1961).

HANSON, J. S., B. S. TABAKIN, A. M. LEVY, and H. L. FALSETTI: Alterations in pulmonary mechanics with airway obstruction during rest and exercise. J. appl. Physiol. 20, 664 (1965).

HARTUNG, W., u. H. J. KRUPKE: Zur Atemmechanik des Neugeborenen und des jungen Kindes. Z. Kinderheilk. 88, 35 (1963).

HELLIESEN, P. J., C. D. COOK, L. FRIEDLANDER, and S. AGATHON: Studies in respiratory physiology in children I. Mechanics of respiration and lung volumes in 85 normal children 5 to 17 years of age. Pediatrics 22, 80 (1958).

HENNES, H. H., u. F. WALDECK: Über die Durchgängigkeit von Endotrachealtuben für Kleinkinder. Anaesthesist 12, 66 (1963).

HERBST, R., u. P. SCHELLENBERG: Der Einfluß der Atembewegungen auf den Gasaustausch der Lungen und den Kreislauf, I. Mitteilung: Der Gasaustausch bei ungeschulter und geschulter Stenoseatmung. Z. klin. Med. 120, 587 (1932).

HERZOG, P., u. O. P. NORLANDER: Präzisions-Instrument für die Eichung von Pneumotachographen. Anaesthesist 15, 168 (1966).

HEWLETT, A. W., J. K. LEWIS, and A. FRANKLIN: An experimental study of the effect of stenosis upon the respiratory changes induced by muscular exercise. Proc. Soc. exp. Biol. (N. Y.) 22, 64 (1925).

HOCHREIN, M.: Praktische Erfahrungen im Gebrauch von Pneumotachographen. Pflügers Arch. ges. Physiol. 228, 481 (1931).

HOLADAY, D. A., and J. ISRAEL: Alterations of the work of respiration during anesthesia. Fed. Proc. 14, 74 (1955).

HOWARD, P. J. and A. R. BAUER: Irregularities of breathing in the newborn period. Amer. J. Dis. Child. 77, 592 (1949).

HOWELL, S. B. L., and B. W. PECKETT: Studies of the elastic properties of the thorax of supine anaesthetized human subjects. J. Physiol. 136, 1 (1957).

HUTSCHENREUTER, K.: Atemwiderstände gebräuchlicher Endotrachealkatheter. Anaesthesist 11, 163 (1962).

—, u. A. HEYDEN: Narkoseprobleme bei urologischen Eingriffen im Kindes- und Kleinkindesalter. Urologe 2, 277 (1963).

Hyatt, R. E., and R. E. Wilcox: Extrathoracic airway resistance in man. J. appl. Physiol. **16**, 326 (1961).

McIlroy, M. B.: Physical properties of normal lungs removed after death. Thorax **7**, 285 (1952).

—, and R. V. Christie: The work of breathing in emphysema. Clin. Sci. **13**, 147 (1954).

—, and F. L. Eldridge: The measurement of the mechanical properties of the lungs by a simplified method. Clin. Sci. **15**, 329 (1956).

—, F. L. Eldridge, J. P. Thoma, and R. V. Christie: The effect of added elastic and non-elastic resistance on the pattern of breathing of normal subjects. Clin. Sci. **15**, 337 (1956).

—, R. Marshall, and R. V. Christie: Work of breathing in normal subjects. Clin. Sci. **13**, 127 (1954).

—, and E. S. Tomlinson: The mechanics of breathing in newly born babies. Thorax **10**, 58 (1955).

Jaeger, M. J., and A. B. Otis: Measurement of airway resistance with a volume displacement body pletysmograph. J. appl. Physiol. **19**, 813 (1964).

James, L. S.: Physiology of respiration in newborn infants and in the respiratory distress syndrome. Pediatrics **24**, 1069 (1959).

Jennings, A. M. C.: The resistance of corrugated endotracheal catheter mounts. Brit. J. Anaesth. **35**, 498 (1963).

Karlberg, P.: Determination of standard energy metabolism (basal metabolism) in normal infants. Acta paediat. (Uppsala) **41**, Suppl. 89 (1952).

—, R. B. Cherry, F. Eskardo, and G. Koch: Respiratory studies in newborn infants. Apparatus and methods for studies of pulmonary ventilation and the mechanics of breathing. Acta paediat. (Uppsala) **49**, 345 (1960).

—, C. D. Cook, D. O'Brien, R. B. Cherry, and C. A. Smith: Studies of respiratory physiology in the newborn infant. Observation during and after respiratory distress. Acta paediat. (Uppsala) **43**, Suppl. **100**, 397 (1954).

—, and G. Koch: Respiratory studies in newborn infants III. Development of mechanics of breathing during the first week of life – a longitudinal study. Acta paediat. (Uppsala) **51**, Suppl. **135**, 121 (1962).

Karlson, K. E., B. Seltzer, S. Lee, and M. L. Gliedman: Influence of thoracotomy on pulmonary mechanics, association of increased work of breathing during anesthesia and postoperative pulmonary complications. Ann. Surg. **162**, 973 (1965).

McKerrow, C. B., and A. B. Otis: Oxygen cost of hyperventilation. J. appl. Physiol. **9**, 375 (1956).

Keuskamp, D. H. G.: Wechseldruckbeatmung beim Kleinkind und Säugling mittels eines modifizierten Ayreschen T-Verbindungsstückes. Anaesthesist **12**, 7 (1963).

Killick, E. M.: Resistance to inspiration – its effects on respiration in man. J. Physiol. **84**, 162 (1935).

Kleinsorg, H., K. Kochsiek u. G. Schweer: Untersuchungen zur künstlichen, exspiratorischen Atmungsbehinderung. Dtsch. Arch. klin. Med. **205**, 495 (1959).

—, u. K. Kochsiek: Experimentelle Untersuchungen zur Beeinflussung der Ventilation durch Kohlensäure-Luftgemische bei freier und exspiratorisch behinderter Atmung. Verh. Dtsch. Ges. Inn. Med. **65**, 845 (1959).

Krieger, I.: Studies on the mechanics of respiration in infancy. Amer. J. Dis. Child. **105**, 439 (1963).

—, and Ch. F. Whitten: Work of respiration in bronchiolitis. Amer. J. Dis. Child. **107**, 386 (1964).

KNOWLES, J. H., S. K. HONG, and H. RAHN: Possible errors using esophageal balloon in determination of pressure volume characteristics of the lung and thoracic cage. J. appl. Physiol. **14**, 525 (1959).

LEE, V. A., and A. ILIFF: The energy metabolism of infants and young children during postprandial sleep. Pediatrics **18**, 739 (1956).

LEES, M. H.: Gaseous metabolism in the infant, the effects of sedation and of wakefullness. Canad. med. Ass. J. **91**, 955 (1964).

LEIGH, M. D., and M. K. BELTON: Pediatric anaesthesiology. New York: McMillan 1960.

LENT, W.: Untersuchungen über die Wirkung erhöhter Atemwiderstände II: Die Lungenvolumina und die Lungenventilation. Z. ges. exp. Med. **109**, 638 (1941).

LILJESTRAND, G.: Untersuchungen über die Atmungsarbeit. Skand. Arch. Physiol. **35**, 199 (1918).

LUDWIG, W.: Stoffwechsel unter Einatmungsstenose. Int. Z. angew. Physiol. einschl. Arbeitsphysiologie **10**, 406 (1939).

MARSHALL, R. and R. V. CHRISTIE: The visco-elastic properties of the lungs in acute pneumonia. Clin. Sci. **13**, 403 (1954).

—, and A. B. DUBOIS: The viscous resistance of lung tissue in patients with pulmonary disease. Clin. Sci. **15**, 473 (1956).

—, M. B. MCILROY and R. V. CHRISTIE: The work of breathing in mitral stenosis. Clin. Sci. **13**, 137 (1954).

MARX, H.: Beobachtungen zur Atmungsphysiologie Frühgeborener. Med. Mschr. **33**, 1472 (1959).

MATHES, H. U.: Die Bedeutung des Atemwiderstandes für die Messung des respiratorischen Stoffwechsels. Int. Z. angew. Physiol. einschl. Arbeitsphysiologie **11**, 117 (1941).

MAYERHOFER, O.: Neuere Erfahrungen auf dem Gebiet der Kinderanaesthesie. Wien. klin. Wschr. **75**, 453 (1963).

MEAD, J.: Volume displacement body pletysmograph for respiratory measurements in human subjects. J. appl. Physiol. **15**, 736 (1960a).

— Control of respiratory frequency. J. appl. Physiol. **15**, 325 (1960b).

— Mechanical properties of the lung. Physiol. Rev. **41**, 281 (1961).

—, and E. A. GAENSLER: Esophageal and pleural pressures in man, upright and supine. J. appl. Physiol. **14**, 81 (1959).

—, M. B. MCILROY, N. J. SELVERSTONE, and B. C. KRIETE: Measurement of intraesophageal pressure. J. appl. Physiol. **7**, 491 (1955a).

—, I. LINDGREN, and E. A. GAENSLER: The mechanical properties of the lungs in emphysema. J. clin. Invest. **34**, 1005 (1955b).

—, and J. L. WHITTENBERGER: Physical properties of human lungs measured during spontaneous respiration. J. appl. Physiol. **5**, 779 (1953).

MESTYÁN, J., M. FEKETE, G. BATA, and I. JÁRAI: The basal metabolic rate of premature infants. Biol. Neonat. (Basel) **7**, 11 (1964).

MILIC-EMILI, J., J. MEAD, and J. M. TURNER: Topography of esophageal pressure as a function of posture in man. J. appl. Physiol. **19**, 212 (1964a).

—, J. MEAD, J. M. TURNER, and E. M. GLAUSER: Improved technique for estimating pleural pressure from esophageal balloons. J. appl. Physiol. **19**, 207 (1964b).

MILIC-EMILI, G., J. M. PETIT, and R. DEROANNE: The effects of respiratory rate on the mechanical work of breathing during muscular exercise. Int. Z. angew. Physiol. einschl. Arbeitsphysiologie **18**, 330 (1960).

— — — Mechanical work of breathing during exercise in trained and untrained subjects. J. appl. Physiol. **17**, 43 (1962).

Milic-Emili, G., and J. M. Petit,: Mechanical efficiency of breathing. J. appl. Physiol. **15**, 359 (1960).

Millahn, H. P., u. P. Eckermann: Der Sauerstoffverbrauch der Atemmuskulatur bei hoher Ventilation. Int. Z. angew. Physiol. **19**, 120 (1961).

— — Der Energieverbrauch der Atmung. Klin. Wschr. **42**, 722 (1964).

Miller, H. C., F. G. Behrle, N. W. Smull, and R. D. Blim: Studies of respiratory insufficiency in newborn infants II. Correlation of hydrogen-ion concentration, carbon dioxide tension, carbon dioxide content and oxygen saturation of blood with trend of respiratory rate. Pediatrics **19**, 387 (1957).

—, and N. W. Smull: Studies of respiratory insufficiency in newborn infants I. Correlation of tidal and minute volumes with the trend of respiratory rates in premature infants. Pediatrics **19**, 224 (1957).

Moore, R. L., and C. A. L. Binger: The response to respiratory resistance, a comparison of the effects produced by partial obstruction in the inspiratory and exspiratory phases of respiration. J. exp. Med. **45**, 1065 (1927).

Murray, J. F.: Oxygen cost of voluntary hyperventilation. J. appl. Physiol. **14**, 187 (1959).

Murphy, D. P., and E. S. Thorpe: Breathing measurements of normal newborn infants. J. clin. Invest. **10**, 545 (1931).

Mushin, W. W., W. W. Mapleson, and J. N. Lunn: Problems of automatic ventilation in infants and children. Brit. J. Anaesth. **34**, 514 (1962).

Neergard, K. v.: Neue Auffassung über einen Grundbegriff der Atemmechanik. Die Retraktionskraft der Lunge, abhängig von der Oberflächenspannung in den Alveolen. Z. ges. exp. Med. **66**, 373 (1929).

—, u. K. Wirz: Die Messung der Strömungswiderstände in den Atemwegen des Menschen, insbesondere bei Asthma und Emphysem. Z. klin. Med. **105**, 51 (1927a).

—, — Über eine Methode zur Messung der Lungenelastizität am lebenden Menschen, insbesondere beim Emphysem. Z. klin. Med. **105**, 35 (1927b).

Nelson, N. M., L. S. Prod'hom, R. B. Cherry, P. J. Lipsitz, and C. A. Smith: Pulmonary function in newborn infant I. Methods: Ventilation and gaseous metabolism. Pediatrics **30**, 963 (1962).

Nielsen, M.: Die Respirationsarbeit bei Körperruhe und bei Muskelarbeit. Skand. Arch. Physiol. **74**, 299 (1936).

Nightingale, D. A., and S. C. Richards: Volume-pressure relations of the respiratory system of curarized infants. Anesthesiology **26**, 710 (1954).

—, Ch. C. Richards, and A. Glass: An evaluation of rebreathing in a modified T-piece system during controlled ventilation of anaesthetized children. Brit. J. Anaesth. **37**, 762 (1965).

Nims, R. G., E. H. Connor, and J. H. Comroe: Compliance of the human thorax in anaesthetized patients. J. clin. Invest. **34**, 744 (1955).

Nisell, O.: The respiratory work and pressure during exercise and their relation to dyspnea. Acta med. scand. **166**, 113 (1960).

—, G. Carlberger, and St. Bevegard: The mechanics of respiration in patients with mitral heart disease. Acta med. scand. **162**, 277 (1958).

Nisell, O. I., and L. S. G. Ehrner: A simple apparatus for measurement of pressure volume relationship in respiration. J. appl. Physiol. **8**, 565 (1956).

Norlander, O. P., V. O. Björk, C. Crafoord, O. Friberg, M. Holmdahl, A. Swensson, and B. Widman: Controlled ventilation in medical practice. Anaesthesia **16**, 285 (1961).

Nunn, J. F., and T. I. Ezi-Ashi: The respiratory effects of resistance to breathing in anaesthetized man. Anesthesiology **22**, 174 (1961).

OKMIAN, L. G.: Artificial ventilation by respirator for newborn infants during anaesthesia, a method using a new formula and a new nomogram. Acta anaesth. scand. 7, 31 (1963).

OKMIAN, L., G. WALLGREN, and A. WÄHLIN: Artificial ventilation by respirator for newborn and small infants during anaesthesia IV. A study of two methods for the determination of the pulmonary ventilation and an apraisal of the ventilatory standards used. Acta anaesth. scand. 10, 203 (1966a).

— — — Artificial ventilation by respirator for newborn and small infants during anaesthesia III. Mechanics of ventilation. Acta anaesth. scand. 10, 181 (1966b).

OLIVER, T. K., R. S. SHAW, and W. E. WHEELER: Pulmonary ventilation in infants under one year of age. Amer. J. Dis. Child. 97, 774 (1959).

OTIS, A. B.: The work of breathing. Physiol. Rev. 34, 449 (1954).

—, O. W. FENN, and H. RAHN: Mechanics of breathing in man. J. appl. Physiol. 2, 592 (1950).

—, C. B. McKERROW, R. A. BARTLETT, J. MEAD, M. B. McILROY, N. J. SELVERSTONE, and E. P. RADFORD: Mechanical factors in distribution of pulmonary ventilation. J. appl. Physiol. 8, 427 (1956).

OSTEN, H.: Die atemmechanische Analyse am offenen Spirometersystem. Klin. Wschr. 41, 606 (1963).

OTIS, A. B., and D. F. PROCTOR: Measurement of alveolar pressure in human subjects. Amer. J. Physiol. 152, 106 (1948).

PATTLE, R. E.: Properties, function and origin of the alveolar lining layer. Proc. roy. Soc. 148 B, 217 (1958).

PENDER, J. W.: Endotracheal anesthesia in children: Advantages and disadvantages. Anesthesiology 15, 495 (1954).

PETIT, J. M., and G. MILIC-EMILI: Measurement of endoesophageal pressure. J. appl. Physiol. 13, 481 (1958).

PFEIFER, H., H. SCHÖNTHAL u. N. HAHN: Besonderheiten bei der Intubationsnarkose von Kleinstkindern. Anaesthesist 11, 160 (1962).

POLGAR, G.: Airway resistance in the newborn infant. J. Pediat. 59, 915 (1961).

POLS, W. M.: Pneumotachography. Acta anaesth. scand. 6, Suppl. 11, 171 (1962).

PROENÇA, J., u. J. WENNER: Zur Bestimmung der alveolären CO$_2$-Spannung im Säuglingsalter. Klin. Wschr. 40, 898 (1962).

RADFORD, E. P., B. G. FERRIS, and B. C. KRIETE: Clinical use of a nomogram to estimate proper ventilation during artificial respiration. New Engl. J. Med. 251, 877 (1954).

RAHN, H., A. B. OTIS, L. E. CHADWICK, and O. W. FENN: The pressure-volume diagram of the thorax and lung. Amer. J. Physiol. 146, 161 (1946).

RAU, G., H. BEHN, W. GEBHARDT, P. H. ROSSIER u. A. BÜHLMANN: Atemmechanische Untersuchungen am Lungenmodell, bei Lungengesunden und bei Patienten mit obstruktivem Emphysem. Schweiz. Med. Wschr. 87, 374 (1957).

RECKLINGHAUSEN, H. v.: Über die Atmungsgröße des Neugeborenen. Arch. ges. Physiol. 62, 451 (1896).

REICHEL, G.: Untersuchungen an einem Lungenmodell über verschiedene Arten der ventilatorischen Verteilungsstörung. Klin. Wschr. 39, 530 (1961).

RESSEL, J.: Die Anaesthesie im Säuglings- und Kleinkindalter. In: Lehrbuch der Chirurgie und Orthopädie des Kindesalters. Hrsg. von A. OBERNIEDERMAYR, Berlin-Göttingen-Heidelberg: Springer Bd. 1, S. 120–173, 1959.

REYNOLDS, R. N., and B. E. ETSTEN: Mechanics of respiration in apneic anesthetized infants. Anesthesiology 27, 13 (1966).

RICHARDS, C. C., and L. BACHMANN: Lung and chest wall compliance of apneic paralyzed infants. J. clin. Invest. **40**, 273 (1961).

RIEGEL, K.: Die arteriellen Blutgase im 1. Lebensjahr. Klin. Wschr. **41**, 249 (1963).

ROBERTSON, J. D., and D. D. REID: Standards for the basal metabolism of normal people in Britain. Lancet **1**, 940 (1952).

ROBERTS, H., and N. PLEASE: The respiratory minute volumen in the newborn infant. J. Obstet. Gynec. **65**, 33 (1958).

ROHRER, F.: Der Strömungswiderstand in den menschlichen Atemwegen und der Einfluß der unregelmäßigen Verzweigung des Bronchialsystems auf den Atmungsverlauf in verschiedenen Lungenbezirken. Pflügers Arch. ges. Physiol. **162**, 225 (1915).

ROSSIER, P. H. u. A. BÜHLMANN: Dyspnoe und Atemarbeit. Atemmechanische Untersuchungen während Hyperventilation und großer körperlicher Arbeit. Schweiz. Med. Wschr. **89**, 543 (1959).

— — u. K. WIESINGER: Physiologie und Pathophysiologie der Atmung. 2 .Aufl. Berlin-Göttingen-Heidelberg: Springer 1958.

RUBEN, H.: A new nonrebreathing valve. Anesthesiology **16**, 643 (1955).

SAFAR, P., and L. AGUTO-ESCARRAGA: Compliance in apneic anaesthetized adults. Anesthesiology **20**, 283 (1959).

SCHERRER, M., U. BUCHER u. A. KOSTYAL: Zur Technik atemmechanischer Untersuchungen. Schweiz. Med. Wschr. **87**, 1493 (1957).

— u. J. HODLER: Gasaustausch und Hämodynamik bei künstlicher Beatmung. Schweiz. med. Wschr. **87**, 1509 (1957).

SCHILDER, D. P., R. E. HYATT, and D. L. FRY: An improved balloon system for measuring intraesophageal pressure. J. appl. Physiol. **14**, 1057 (1959).

SCHÖNTHAL, H., N. HAHN, K. DUMM u. H. PFEIFER: Experimenteller Beitrag zur Stenoseatmung bei Säuglingen. Anaesthesist **11**, 235 (1962).

SCHORER, R.: Auswirkungen der Atemmechanik auf den Kreislauf. Anaesthesiology and resuscitation Bd. 10. Berlin-Heidelberg-New York: Springer 1965.

SECHZER, P. H.: Effect of hypothermia on compliance and resistance of the lung-thorax system of anaesthetized man. J. appl. Physiol. **13**, 53 (1958).

SHAW, L. A., and F. R. HOPKINS: Respiration of premature infants. Amer. J. Dis. Child. **42**, 335 (1931).

SILVERMAN, L., G. LEE, TH. PLOTKIN, L. A. SAWYERS, and A. R. YANCEY: Air flow measurements on human subjects with and without respiratory resistance at several work rates. Arch. Indust. Hyg. **3**, 461 (1951).

— —, A. R. YANCEY, L. AMORY, L. J. BARNEY, and R. C. LEE: Fundamental factors in the design of protective respiratory equipment. A study and an evaluation of inspiratory and exspiratory resistances for protective respiratory equipment. Office of Scientific Research and Development, Unites Stated War Research Agency, Report Nr. 5339 (1945).

SMITH, C. A.: Intrapulmonary pressures in the newborn infant. J. Pediat. **20**, 338 (1942).

SMITH, R. M.: Anesthesia for infants and children. 2. ed. St. Louis: Mosby 1963.

SMITH, W. D. A.: Pneumotachography during anaesthesia. Brit. J. Anaesth. **36**, 696 (1964).

SMYTHE, P. M.: Studies on neonatal tetanus and on pulmonary compliance of the totally relaxed infant. Brit. med. J. **I**, 563 (1963).

SPALDING, J. M. K., and A. C. SMITH: Clinical practice and physiology of artificial respiration. Oxford: Blackwell 1963.

STAHLMANN, M. T., and N. J. MEECE: Pulmonary ventilation and diffusion in the human newborn infant. J. clin. Invest. **36**, 1081 (1957).

STEPHEN, C. R., and H. M. SLATER: Nonresisting nonrebreathing valve. Anesthesiology 9, 550 (1948).

STRANG, L. B.: Alveolar gas and anatomical dead-space measurements in normal newborn infants. Clin. Sci. 21, 107 (1961).

SWENSSON, S. A.: Artificial respiration in severe abdominal disease. Arch. Dis. Child. 37, 149 (1962).

— Views an respirator treatment in medical care. Opusc. Med. (Stockholm) 9, 1 (1964).

SWYER, P. R., R. C. REIMANN, and J. J. WRIGHT: Ventilation and ventilatory mechanics in the newborn. J. Pediat. 56, 612 (1960).

TABAKIN, B. S., and J. S. HANSON: Lung volume and ventilatory response to airway obstruction during treadmill exercise. J. appl. Physiol. 20, 168 (1965).

THIEL, K.: Über die Mittellageveränderungen durch Stenosierung der oberen Luftwege. Z. exp. Med. 67, 810 (1929).

THUNG, N. S., and O. P. NORLANDER: Cardio-respiratory changes during anesthesia for open-heart surgery. Acta anaesth. scand. 10, 79 (1966).

THUNG, N., P. HERZOG, I. I. CHRISTLIEB, W. M. THOMPSON, and J. F. DAMMANN: The cost of respiratory effort in postoperative cardiac patients. Circulation 28, 552 (1963).

ULMER, W. T., u. E. REIF: Die obstruktiven Erkrankungen der Atemwege, klinische Bedeutung und objektiver Nachweis mit der Ganzkörperpletysmographie. Dtsch. med. Wschr. 90, 1803 (1965).

— — u. W. WELLER: Die obstruktiven Atemwegserkrankungen. Stuttgart: Thieme 1966.

VIERODT, K.: Physiologie des Kindesalters. In: Handbuch der Kinderkrankheiten. Hrsg. von C. GEBHARDT Bd. 1, Tübingen: Laupp 1877.

VOGT, H.: Die Atemzah des gesunden Kindes. Mschr. Kinderheilk. 42, 460 (1929).

VORMITTAG, S.: Untersuchungen über die Atmung des Kindes: Atemzahl und Atemform des gesunden Kindes. Mschr. Kinderheilk. 58, 249 (1933).

WAGNER, K. W.: Einführung in die Lehre von den Schwingungen und Wellen. Wiesbaden: Dieterich 1947.

WALDENBURG, L.: Die pneumatische Behandlung der Respirations- und Cirkulationskrankheiten im Anschluß an die Pneumatometrie und Spirometrie. Berlin: Hirschwald 1880.

WAWERSIK, J.: Pneumotachographie, Anwendungsmöglichjkeiten und methodische Grundlagen im Rahmen anaesthesiologischer Probleme bei Säuglingen und Kleinkindern. Anaesthesist 14, 259 (1965).

— Aktuelle Narkoseprobleme bei Säuglingen und Kleinkindern. Anaesthesist 13, 228 (1964).

—, u. H. W. STRÜWING: Intubationsnarkosen bei Säuglingen und Kleinkindern. Z. prakt. Anästh. 1, 216 (1966).

WEISBROT, J. M., L. S. JAMES, C. E. PRINCE, D. A. HOLADAY, and V. APGAR: Acid-base homeostasis of the newborn infant during the first 24 hours of life. J. Pediat. 52, 395 (1958).

WELLER, W., u. E. REIF: Methode zur Messung absoluter Intrapleuraldrucke mit dem Oesophagus-Ballonkatheter. Med. thorac. 22, 574 (1965).

WENNER, J.: Atmungsphysiologische Besonderheiten. In: Handbuch der Kinderheilkunde. Hrsg. v. H. OPITZ und F. SCHMID. Berlin-Heidelberg-New York: Springer Bd. 7, S. 10, 1966.

—, R. BEER u. E. DOLL: Die arteriellen Kohlensäurewerte des Säuglings und ihre Berechnung aus blutgasanalytischen Daten, die im Blut des Sinus sagittalis superior bestimmt wurden. Arch. Kinderheilk. 156, 7 (1957).

WEST, J. R., and J. K. ALEXANDER: Studies on respiratory mechanics and the work of breathing in pulmonary fibrosis. Amer. J. Med. **27**, 529 (1959).

WIDDICOMBE, J. G., and J. A. NADEL: Airway volume, airway resistance and work and force of breathing: Theory. J. appl. Physiol. **18**, 863 (1963).

WILSON, L. A., and G. A. HARRISON: Pulmonary ventilation in children during halothane anesthesia. Anesthesiology **25**, 613 (1964).

WIRZ, K.: Das Verhalten des Druckes im Pleuraraum bei der Atmung und die Ursachen seiner Veränderlichkeit. Pflügers Arch. ges. Physiol. **199**, 1 (1923).

WU, N., W. F. MILLER, and N. R. LUHN: Studies of breathing in anesthesia. Anesthesiology **17**, 696 (1956).

WULF, H.: Blutgaswerte und Neugeborenenatmung. Klin. Wschr. **36**, 234 (1958).

— Atmungsanalysen bei Neugeborenen I. Mitteilung: Alveoläre Kohlensäurespannung, Atemfrequenz und Atemzeitquotient. Arch. Kinderheilk. **161**, 122 (1960).

ZEILHOFER, R.: Die Differentialdiagnose von Störungen der Atemmechanik an Hand des statischen und dynamischen Volumendruckes. Klin. Wschr. **38**, 1013 (1960).

—, u. E. RUPPRECHT: Atemarbeit und Dyspnoe in Ruhe und während körperlicher Belastung bei obstruktiver und restriktiver Lungeninsuffizienz. Klin. Wschr. **39**, 184 (1961).

ZEITLIN, G. L.: Artificial respiration after cardiac surgery. Anaesthesia **20**, 145 (1965).

Druck: Universitätsdruckerei Mainz GmbH